"你应该知道的医学常识"大型医学知识普及系列

总主编　舒志军
　　　　周　铭
主　编　盛昭园

明明白白看
代谢综合征

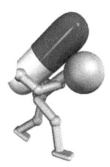

科学出版社
北京

内 容 简 介

本书选取了代谢综合征中的糖代谢紊乱、高血压病、高脂血症、单纯性肥胖4个主要疾病，每个疾病从一临床常见病例入手，通过对此病例的剖析引出疾病的相关知识。本书简单介绍了4个疾病的历史后，通过知识问答形式详细阐述了疾病的概述、检查与诊断、治疗、预后与处理以及中医知识。本书内容丰富，深入浅出，语言通俗易懂，具有较强的指导性、实用性。

本书适合代谢综合征患者及其家属阅读，也适合医学生及临床医护人员参考使用。

图书在版编目（CIP）数据

明明白白看代谢综合征 / 盛昭园主编. — 北京：
科学出版社，2017.5
（"你应该知道的医学常识"大型医学知识普及系列）
ISBN 978-7-03-052705-9

Ⅰ.①明… Ⅱ.①盛… Ⅲ.①代谢病-综合征-诊疗
Ⅳ.①R589

中国版本图书馆CIP数据核字（2017）第099638号

责任编辑：闵　捷
责任印制：谭宏宇 / 封面设计：殷　靓

科 学 出 版 社 出版
北京东黄城根北街16号
邮政编码：100717
http://www.sciencep.com
南京展望文化发展有限公司排版
广东虎彩云印刷有限公司印刷
科学出版社发行　各地新华书店经销

＊

2017年5月第 一 版　开本：A5（890×1240）
2020年10月第五次印刷　印张：3 3/4
字数：115 000

定价：20.00元
（如有印装质量问题，我社负责调换）

"你应该知道的医学常识"
大型医学知识普及系列
总编委会

总 主 编

舒志军　周　铭

副总主编

谢春毅　金　琳　舒　勤　李国文

成　员

（按姓氏笔画排序）

王长德	刘剑新	江艳芬	李国文
吴　坚	张启发	张家美	陈建华
金　琳	周　铭	庞　瑜	胡智海
钟　蕙	郭　薇	曹烨民	盛昭园
舒　政	舒　勤	舒志军	谢春毅
蔡　炯	臧金旺	霍莉莉	

《明明白白看代谢综合征》
编委会

主　编
盛昭园

副主编
胡粤杭

编　委
（按姓氏笔画排序）

丛书序

我院的中西医结合工作开始于20世纪50年代，兴旺于60年代，发展于80年代，初成于90年代，1994年我院正式被上海市卫生局命名为"上海市中西医结合医院"。如今，上海市中西医结合医院已发展成为一所具有明显特色的三级甲等中西医结合医院、上海中医药大学附属医院。从上海公共租界工部局巡捕医院开始，到如今"精、融、创、和"医院精神的秉持，八十几载传承中，中西医结合人始终将"业贯中西、博采众长、特色创新、精诚奉献"的理念作为自己的服务宗旨。

提倡中西医并重、弘扬中西医文化、普及中医药知识一直是中西医结合人不懈努力的内容，科普读物的编写也是这一内容的重要组成部分。医学科普读物是拉近医护工作者和患者距离的有力工具，通过深入浅出、平实易懂的文字，能够让人们更好地了解医学、理解医生，也能使医生和患者之间的沟通更加顺畅。

本院相关科室医护工作者积极编写了"你应该知道的医学常识"大型医学知识普及系列，通过临床鲜活的病例介绍和医生丰富的经验记录，强调突出中西医结合诊断及治疗特色，着眼于人们的实际需求，为人们提供更具参考性、更为通俗易懂的医学知识，提高人们对医学科学知识的了解。此次"你应该知道的医学常识"大型医学知识普及系列的编写,也是我院在常见病患者及普通人群健康管理方面所做的一次努力。

我相信,对于患者、健康关注者还是临床医护人员,这都是一套值得阅读的好书!

上海中医药大学附属上海市中西医结合医院院长
2016 年 11 月

前　言

代谢综合征是指人体的蛋白质、脂肪、碳水化合物等物质发生代谢紊乱的病理状态,是一组复杂的代谢紊乱综合征。随着社会经济的发展,代谢综合征的发病率呈逐年上升趋势,而人们对它认识不足,很多人并不把血糖升高、血压升高、肥胖和血脂升高等情况放在心上,甚至在确诊患糖尿病或高血压病后仍不愿规范治疗,导致脑卒中等心脑血管意外事件发生率大增,后期治疗费用庞大,给家庭造成巨大损失。尽早干预代谢综合征,不使其发展成为严重疾病,医务工作者责无旁贷。

代谢综合征的发生与生活方式有密切联系,对代谢综合征患者进行有针对性的健康教育,使其对代谢综合征的预防、治疗等有正确的认识,提高其防病意识以及治疗中的依从性。为帮助普通读者了解代谢综合征的相关知识,使未患病者知道如何预防,故编写了本书。本书选取了代谢综合征中的四个主要疾病,分章节进行介绍。需要注意的是,本书中提到的代谢综合征相关诊断、治疗方法,可供读者参考,但代谢综合征的诊断、治疗属于专业范畴,应由医师进行规范操作,读者切勿仿照书中相关内容自行处理,以免延误病情。

本书编写团队来自上海中医药大学附属上海市中西医结合医院中医内科的医护人员,总论及第六章代谢综合征患者的饮食调养内容由盛昭园医师编写，第二章糖代谢紊乱由王桂娟医师撰写，第三章高血压病由应汝炯医师撰写，第四章高脂血症由刘丽佳医师撰写，第五章单纯性肥胖症由胡粤杭医师撰写，研究生刘杰负责全书的校对以及语言润色，陈理书、陈行娟、高培兰三位医师参与了相关临床案例资料收集。此外，在本书的编写过程中还得到了李庚和、徐燕、谢春毅、舒志军等师长和同道的宝贵建议和大力协助，在此一并郑重致谢。本书在编写过程中，经多次修改，参考了相关资料、文献、书籍等，在此一并向这些学者表示感谢。

　　由于编写时间紧，不足之处在所难免，敬请专家、学者及广大读者批评指正，以便弥补不足，修订再版。

主编
2017 年 1 月

目 录

第一章 总 论

一、代谢综合征概述

有这样一群门诊患者,通常以40~50岁人群偏多,血糖、血脂、血压的数值中一项或几项比正常偏高一点,有的没有达到用药标准。他们往往有着一个"发福的肚腩",体重超标。这群门诊患者就是代谢综合征患者,日后可能患有糖尿病、高血压病、冠心病等严重疾病。

随着社会经济的发展,人们生活水平的提高,快速的生活节奏、巨大的工作压力以及不健康的生活方式,导致近年来以糖代谢紊乱、高血压、高血脂、肥胖为主的代谢综合征的发病率也逐年增高,严重危害着人们的健康。

代谢综合征可明显增加心血管疾病、糖尿病发病率和病死率,与其相伴随的几种疾病简称为CHAOS,分别表示冠心病(C),高血压病、高胰岛素血症、高脂血症(H),成人糖尿病(A),肥胖(O),综合征(S)。它们共同被称为"死亡四重奏",故要引起足够重视。

建议30岁以上的成年人,以及有糖尿病、高血压病、血脂异常及心血管疾病家族史的高危人群,每年都要做1次空腹血糖、总胆固醇、三酰甘油、高密度脂蛋白的检测以了解身体情况。若已患有代谢综合征,则应每半年随访1次,或可做颈动脉超声、心血管功能检查,甚至是测量主动脉脉搏波传导速度(主动脉脉搏波传导速度代表颈动脉硬化的程度）。

由于身体上的各种不适、实验室检查结果超出正常范围，甚至有些患者身材肥胖遭受周围人的歧视或者个人精神负担很重，代谢综合征患者常常出现焦虑、抑郁的症状。而且，在这种负面情绪的影响下，患者容易自暴自弃，不积极配合治疗，从而造成代谢异常，即精神障碍的恶性循环。焦虑、抑郁等心理状态能够减少患者对快乐的感受，大大增加其代谢综合征的患病风险。

代谢综合征给人们的健康带来了不良影响，但目前尚无针对性的治疗方法，主要以生活方式干预为主。生活方式干预的基础是饮食和运动。例如，随着老龄人口增长，老年人群的代谢综合征患病率也逐步提高。老年人本身运动能力下降，合并一些慢性病者运动强度也相对受限，甚至有部分人群因某些疾病已丧失运动能力。故此，饮食干预在老年人群中显得尤为重要，饮食干预可使老年人营养性疾病的发生率明显降低，改善便秘、肥胖、高血压和高血脂的效果非常好。关于运动，后文详细介绍了我国传统养生功法，可供读者阅读参考。

二、中医对代谢综合征的认识

代谢综合征是西医学的概念，那么中医学是怎样认识代谢综合征的呢？《素问·奇病论》曰："此五气之溢也，名曰脾瘅。夫五味入口，藏于胃，脾为之行其精气。津液在脾，故令人口甘也。此肥美之所发也，此人必数食甘美而多肥也。肥者令人内热，甘者令人中满，故其气上溢，转为消渴。"代谢综合征可以归属于中医学"脾瘅"范畴。脾胃为后天之本，脾胃运化功能失常则病。水谷津液瘀滞于中焦，痰湿内生，则发为中满；中焦瘀滞，日久化热则成内热；痰浊壅滞，气机不畅，则血瘀；而痰湿膏脂壅聚脾土，又加重了脾胃气虚。故代谢综合征的基本病机是脾胃失司，痰湿内生，脾胃气虚为本，痰湿瘀滞为标，湿热、血瘀是疾病转化的表现。

中医体质学说将人的体质分为9种，包括平和、气虚、阳虚、阴虚、痰湿、湿热、血瘀、气郁、特禀。体质是一种客观存在的生命特征，每个人都可能在体质上有所偏颇，对某种疾病易感或对某些疾病有特殊的倾向性。体质的偏颇影响着疾病的发生、发展趋势，从中医体质的成因与特征上寻找规律，可为代谢综合征提供一定的防治途径。

从患者的体质特点来看，他们的临床表现都与痰、瘀息息相关。饮食不节、饥饱不定、嗜食膏粱厚味、熬夜赖床、嗜好抽烟饮酒、思虑劳倦太过等因素导致脾胃受伤、运化失司，使水湿运化无权，水湿内停，日久凝聚成痰。脾胃功能受损导致饮食不能正常运化，气血运行不畅而产生血瘀，上犯心胸清旷之区，清阳不展，气机不畅，心脉痹阻，遂致心痛。其病位在心，但与肝、脾、肾有着密不可分的关系。肝主疏泄，疏泄不利，气血津液流通障碍，化生痰饮瘀血。肺失宣降，痰浊内生，痰浊滞于血脉，阻碍营血流布通行。肾阳不足，肾的开阖功能受损，水湿上泛，聚而为痰；命门火衰，不能温运脾阳，水谷不化，亦可生湿成痰；肾阴亏耗，虚火内炽，更令灼津为痰。心气虚弱，无力推动血液运行，可致血瘀；心阳虚，阴寒内生，血脉不温则血行涩滞，亦可致血瘀；心阴血亏虚，血脉不充，血行不畅，也可致血瘀。

中医治疗代谢综合征的方法多样，除了传统的中药汤剂内服之外，还包括针灸、按摩、推拿、拔罐、刮痧、康复、情志疗法、导引等诸多非药物类的治疗方法。

关于代谢综合征患者的饮食调养，我们在本书第六章详细地介绍了常用药食同源食材、养生药膳和药茶。这些食材、药膳和药茶不仅美味可口、营养丰富，而且具有一定保健效果，可以让代谢综合征患者既饱口福，又控制病情。

（盛昭园）

第二章　糖代谢紊乱

第一节　经典病例

· **病史摘要** ·

患者,张某,男,55岁,经理。身高172 cm,体重80 kg。2年前因工作劳累压力大,渐感口渴、多饮、纳食增多、乏力、体重减轻。到当地医院就诊,查空腹血糖(14.3 mmol/L),餐后2小时血糖(19 mmol/L),诊断为"糖尿病"。给予二甲双胍片口服,每天2次,每次1片,每片850 mg,阿卡波糖片口服,每天3次,每次1片,每片50 mg,服药后不适症状逐渐减轻,复查空腹血糖结果下降。之后一直规律服药,病情控制较为平稳。近期到外地出差,饮食生活不规律、睡眠不足、缺乏运动,导致病情反复,血糖控制不稳定。入院时纳差,食后上腹胀,寐不安,大便正常,小便频数。后经医生的心理疏导、饮食健康指导,配合适量运动及药物治疗,血糖稳定,体质明显改善。

· **检查** ·

1. 体格检查　体态偏胖;舌边有齿痕,苔薄腻,脉濡细。

2. 实验室检查及其他辅助检查

(1) 血糖:空腹血糖(9.9 mmol/L),餐后1小时血糖(16.3 mmol/L),餐后2小时血糖(17.5 mmol/L),餐后3小时血糖(16.2 mmol/L)。

（2）眼底检查：糖尿病眼底，白内障。

·**诊断**·

1. 西医诊断　2型糖尿病（轻度），白内障。

2. 中医诊断　消渴（脾胃虚弱）。

·**治疗**·

1. 治疗方法

（1）饮食治疗：主食以小米制品为主，掺以白面、大米等。蛋白质以瘦肉、鱼肉等精蛋白为主，蔬菜以有色蔬菜为主。同时注意控制脂肪摄入量。早餐主食100～150 g，牛奶250 g，鸡蛋1个，蔬菜适量；午餐主食100～150 g，瘦肉等精细蛋白50～100 g；晚餐主食100～150 g，豆腐100～150 g，蔬菜200～300 g。患者在控制总量、多餐少量的前提下，可以自行调配饮食种类。

（2）西药治疗：格列齐特缓释片口服，每天2次，每次1片，每片30 mg；二甲双胍片口服，每天2次，每次1片，每片850 mg。

（3）中成药治疗：中汇糖脉康颗粒口服，每天3次，每次1袋，每袋5 g。

（4）中药治疗：健脾益气，生津止渴。方取七味白术散加减。组成：党参、白术、茯苓、葛根、广木香、藿香、砂仁、陈皮、姜半夏。水煎服，每日1剂。

2. 治疗经过　用上述方法治疗14天后，患者口渴、多饮、乏力症状明显改善，小便次数减少，复查空腹血糖（8.7 mmol/L）、餐后2小时血糖（12.3 mmol/L）。舌淡红，苔白，脉弦细。

·**结果**·

1个月后，复查空腹血糖（8.5 mmol/L）、餐后2小时血糖（12.5 mmol/L）。停中药汤剂，余药同前。

·**预后**·

1. 预后预期　给该患者带来最主要的不良影响是糖尿病的并发

症，主要有心脑血管疾病和肾脏的并发症，恶性肿瘤的发生率也较正常人群高。

2. 随访意见　药物维持治疗。每周复查空腹及餐后2小时血糖。建议空腹血糖控制在7.8～8.5 mmol/L，餐后2小时血糖控制在10.6～13.9 mmol/L。在血糖控制稳定之后，随访可以延长到每月1次，定期进行眼底检查，复查血压、血脂、肝功能、肾功能等指标。

3. 随访结果　现一般状况良好，无明显不适，可以正常工作生活。已经学会自测血糖、血压，定期门诊随访。

4. 家庭护理指导　加强有关糖尿病知识的宣传教育，积极采取糖尿病"三级预防"和"三早对策"。

第二节　病例剖析

一、糖代谢紊乱的历史

糖代谢紊乱是西医学名词，我国古代医家在糖代谢紊乱的疾病现象、性质或治疗方法等方面都留下了大量珍贵的资料。中医学中的"消渴病"对应糖代谢紊乱的范畴，消渴病是指以烦渴引饮、消谷善饥、尿如脂如膏、形体消瘦为主要特征的疾病。

从《黄帝内经》开始，我国就有"消渴病"的记载。《黄帝内经》称消渴病为"消瘅"，对消渴病的病因、病理、临床表现、治疗方法及预后等都分别进行了论述。在病因方面，认为"情志失调，过食肥甘"等因素与消渴病的发生有着密切关系，胃肠热结、耗伤津液是消渴的主要发病机制；在治疗方面提出消渴病患者要控制饮食，并可根据脉象判断病情的预后。《黄帝内经》对消渴病的认识至今仍有一定的意义。

唐代王焘在752年写成的《外台秘要·消渴门》和《古今灵验》中记载"渴而饮水多，小便数，无脂似麸片甜者，皆是消渴病也"，明确指出尿甜是消渴病的一个特征，同时又有多饮、多尿表现，这与现代医学对糖尿病的描述完全一致。以服药后"得小便咸如常"为病恢复的标志，说明当时已将小便有无甜味、服药后变化情况作为判断本病是否好转的标准。与西医学相比较，中医学更早地认识到消渴病患者"尿中有糖"，比外国托马斯·威利斯发现"尿甜"要早 1 000 多年。

二、知识问答

（一）糖代谢紊乱概述

·正常人体内的血糖是怎样代谢的？·

血液中的葡萄糖，称为血糖，体内血糖浓度是反映机体内糖代谢状况的一项重要指标。在正常情况下，血糖浓度是相对恒定的。正常人空腹血糖浓度为 $3.9 \sim 6.1$ mmol/L。空腹血糖浓度高于 7.0 mmol/L 称为高血糖，低于 3.9 mmol/L 称为低血糖。要维持血糖浓度的相对恒定，必须保持血糖的来源和去路的动态平衡。

血糖的来源：① 食物中的糖是血糖的主要来源；② 肝糖原分解是空腹时血糖的直接来源；③ 非糖类物质如甘油、乳酸及生糖氨基酸通过糖异生作用生成葡萄糖，在长期饥饿时作为血糖的来源。

血糖的去路：① 在各组织中氧化分解提供能量，这是血糖的主要去路；② 在肝脏、肌肉等组织进行糖原合成；③ 转变为其他糖类及其衍生物，如核糖、氨基糖和糖醛酸等；④ 转变为非糖类物质，如脂肪、非必需氨基酸等；⑤ 血糖浓度过高时，由尿液排出。血糖浓度 $8.9 \sim 10.00$ mmol/L，超过肾小管重吸收能力，出现糖尿，常见于糖尿病患者。将开始出现糖尿时的血糖浓度称为肾糖阈。

正常人体血糖浓度维持在一个相对恒定的水平，这对保证人体各组织器官的正常工作非常重要，特别是脑组织，几乎完全依靠葡萄糖供能进行神经活动，血糖供应不足会使神经功能受损，因此血糖浓度维持在相对稳定的正常水平是极为重要的。正常人体内存在着精细的调节血糖来源和去路动态平衡的机制,保持血糖浓度的相对恒定是神经系统、激素及组织器官共同调节的结果。

神经系统对血糖浓度的调节主要通过下丘脑和自主神经系统调节相关激素的分泌。激素对血糖浓度的调节主要是通过胰岛素、胰高血糖素、肾上腺素、糖皮质激素、生长激素及甲状腺激素之间相互协同、相互拮抗,以维持血糖浓度的恒定。

肝脏是调节血糖浓度的最主要器官,在稳定血糖浓度方面起到糖库的作用。饱餐后经消化道吸收的葡萄糖由门静脉进入肝细胞内合成糖原,使血糖不致过高,而饥饿状态下肝脏迅速将肝糖原分解为葡萄糖以供机体需要。另外肝脏还能利用蛋白质和脂肪的代谢产物作为合成葡萄糖的原料(即糖异生作用)。因此,肝脏通过糖原储存、分解或糖异生作用使血糖维持在正常水平。如果肝细胞受到广泛而严重的破坏,使肝内糖代谢的酶系功能受损或肝内出现异常组织(如肝癌)消耗葡萄糖时,可引起肝源性低血糖。

·人们是如何认识糖代谢紊乱的?·

临床上糖代谢紊乱主要是指血糖浓度过高和过低。现在人们对糖代谢紊乱的认识过程主要有下列五个阶段。

第1阶段:依靠症状判定阶段。古代医家只是从表面知道这类患者有消瘦、烦渴的症状,因此把这类疾病叫作消渴病。

第2阶段:依赖体征判定阶段。人们发现除上述消瘦、烦渴症状外,这类患者"尿有甜味",随着检查手段的完善,发现这种尿里的甜味其实就是葡萄糖,因此命名为糖尿病。但至今还有很多老年人依然把它叫作"甜尿病"。

第3阶段:化验检测阶段。随着近代医学发展,发现空腹血糖高的患者几乎无一例外会出现"甜尿"症状,因此把空腹血糖高于正常值的人诊断为糖尿病，但并没有把糖尿病名称改为"糖血病"或者"甜血病"。当时的主流观点还是认为糖尿病就是自身胰岛素分泌不足引起，所以广泛采取了外源补充胰岛素和刺激胰岛多分泌胰岛素的方式来进行治疗，并且患者血糖、尿糖也得到了显著改善。但后来发现这个病不能根治，而且原有的治疗方式越治疗越严重。其实这个阶段的认识水平，只看到了糖尿病患者"血糖、血压高"，就好比肺炎患者只看到了"胸痛、发热"等表面症状，并没有完全清楚肺炎的病因，"降低血糖治疗"如同只是对肺炎患者"退热止痛"，自然是好不了。

第4阶段：细胞水平阶段。人们发现在空腹血糖异常之前，无一例外会先有持续性餐后血糖的升高，因此把餐后血糖的升高作为一项糖尿病早期诊断的指标。随着检查和认识水平提高，发现很多餐后血糖升高的患者，无一例外先有血脂异常（高密度脂蛋白降低、低密度脂蛋白升高等），因此，有医学家建议将糖尿病这个陈旧的名词改为"糖脂病"。再后来发现糖尿病、冠心病、痛风、脑血管病等都是糖类、脂类、嘌呤类等物质代谢异常引起的一系列相互关联的疾病，因此在一些大的医院不再设"内分泌科"，而是设"代谢科"取而代之。该阶段认识到糖尿病是由胰岛的"β细胞功能异常"所引起。

第5阶段：分子水平阶段。30%以上的糖尿病患者胰岛素的分泌比正常人还要多，因此推翻了胰岛素分泌不足导致糖尿病的理论，而且在β细胞功能异常之前，首先是有了胰岛素抵抗，细胞膜表面的胰岛素受体对胰岛素不敏感，同时还明确了导致这胰岛素抵抗的机制就是氧化损伤，致使氧化损伤的物质是FFA、ROS、NO等自由基分子，从此对糖尿病的认识提升到了"分子水平"。就像明确了肺炎、脑膜炎、尿道炎这一类疾病都是细菌感染一样，这个发现是革命性的。这一类因为氧化损伤导致的疾病,都可以通过有效的抗氧化得到治疗,强力抗氧化剂治疗氧化损伤性疾病,正如抗感染药治疗感染性疾病一样。这样才是对因而不只是对症的治疗。其实,每一种疾病的发展都是最初从分子水平的损伤开始,发展到细胞水平,继而发展到组织水平以及器官水平,最后到整个系统以及多个系统损伤。而我们的诊断及治疗也应该从过去的器官水平,提升到组织水平、细胞水平乃至分子水平,恰恰糖代谢紊乱发展到糖尿病甚至是器官水平的改变就很难治疗了,因此必须在分子水平的时候就要开始使用抗氧化药物干预了。

·糖代谢紊乱和心理因素有关吗?·

本章第一节经典病例中的患者张某(以下称"张先生")发病前工作压力大,有情绪不稳定、心情低落的表现,那么糖代谢紊乱和心理因素有关系吗?

一些临床观察表明,糖代谢紊乱与影响情绪的灾难性事件有关,特别是糖尿病酸中毒或昏迷常被认为是由情绪所致。1型糖尿病患者因双亲死亡、家庭破裂等生活事件发病率高,而2型糖尿病患者因灾难性生活事件发病的则更多。许多研究指出,糖尿病患者的性格也有许多特征,如内向、情绪不稳、被动、依赖、幼稚、优柔寡断等。

·糖代谢紊乱和肥胖因素有关吗?·

答:张先生身高172 cm,体重80 kg,体态偏胖,那么肥胖会是他此次发病的原因吗?

临床观察中发现,糖代谢紊乱的人群中,大部分伴有血脂异常。摄入过多的热量促进三酰甘油的合成和分解,肥胖症患者的脂代谢表现得更加活跃,相对的糖代谢受到抑制,这种代谢改变参与胰岛素抵抗的形成。肥胖症患者脂代谢活跃的同时多伴有代谢的紊乱,会出现高甘油三酯血症、高胆固醇血症和低、高密度脂蛋白血症等。糖代谢紊乱表现为糖耐量的异常和糖尿病,尤其是向心性肥胖症患者更容易患糖尿病。体重超过正常范围20%者,糖尿病的发生率增加1倍以上。

·糖代谢紊乱和糖尿病有怎样的关联?·

张先生因为纳差、乏力、口渴多饮、小便频,检查空腹及餐后血糖结果高于正常值,最终被确诊为糖尿病。我们也可以说糖尿病是糖代谢紊乱引起的,那么糖代谢紊乱和糖尿病到底有怎样的关联呢?

糖代谢紊乱包括空腹血糖受损和糖耐量降低,也就是说空腹血糖位于6.1~7.0 mmol/L称为空腹血糖受损,另外一部分是糖耐量降低,自服75 g葡萄糖之后,2小时后测血糖,如果血糖在7.8~11.0 mmol/L这个范围内就是糖耐量降低。如果空腹血糖大于7.0 mmol/L或者餐后血糖或口服葡萄糖2小时后血糖大于11.1 mmol/L,就可确诊为糖尿病。临床观察结果表明,糖代谢紊乱者比正常人更容易发生糖尿病,且其高脂血症、高血压病、冠心病、脑血管病的发病率较正常人高,这部分人一般没有临床症状。因此,无论是空腹血糖受损者、糖耐量降低者,还是糖尿病患者,都应该进行饮食治疗。尤其是空腹血糖受损者和糖耐量降低者,在饮食治疗和运动干预的情况下,也许终生不会发展为糖尿病,或者推迟发展为糖尿病,如果饮食、运动控制不好,则有相当一部分人在2~3年之内会发展为糖尿病。所以血糖异常的人进行饮食、运动干预是十分重要的。

糖尿病是由糖代谢紊乱发展而来的。因此了解糖代谢紊乱的相关知识,阻断糖代谢紊乱向糖尿病的发展,对我们每个人而言都是非常必要的。

·糖代谢紊乱和胰岛功能之间有哪些联系?·

正常人体胰岛的β细胞分泌胰岛素,胰岛素的分泌呈双相,即第一时相(快速胰岛素分泌相)和第二时相(持续胰岛素分泌相)。第一时相胰岛素分泌反映胰岛β细胞储备功能,第二时相胰岛素分泌反映受葡萄糖刺激后β细胞的合成和分泌功能。

在2型糖尿病早期β细胞功能的进行性减退主要表现为第一时相胰岛素分泌及分泌脉冲均不同程度缺失,第二时相胰岛素分泌延迟或不足。

·什么是胰岛素抵抗?·

胰岛素抵抗是指各种原因使胰岛素促进葡萄糖摄取和利用的效率下降,因此机体代偿性地分泌过多胰岛素,以维持血糖的稳定,产生高胰岛素血症。胰岛素抵抗易导致代谢综合征和2型糖尿病的发生。20世纪50年代Yallow等应用放射免疫分析技术测定血浆胰岛素浓度,发现血浆胰岛素水平较低的患者胰岛素敏感性较高,而血浆胰岛素较高的患者对胰岛素不敏感,由此提出了胰岛素抵抗的概念。空腹胰岛素是反映人体是否有胰岛素抵抗的一个较好的指标。

·胰岛素抵抗有哪些形式?·

根据胰岛素剂量反应曲线,可以看出胰岛素抵抗有下列三种形式。

(1)单纯曲线右移:表示胰岛素的效应器官对胰岛素敏感性减低,需要增加胰岛素的剂量才能达到最大反应。

（2）单纯曲线高度降低：增加胰岛素的剂量也不能达到最大的反应高度，这提示靶器官对胰岛素的反应性降低。

（3）同时伴有曲线右移及曲线高度降低：表明胰岛素敏感性和反应性均降低。

· 胰岛素抵抗有哪些常见因素？·

（1）遗传因素：主要有胰岛素的结构异常、体内存在胰岛素抗体、胰岛素基因突变或胰岛素受体基因突变（如 $Glut\,4$ 基因突变、葡萄糖激酶基因突变和胰岛素受体底物基因突变等）。

（2）肥胖因素：肥胖是导致胰岛素抵抗最主要的因素，尤其是向心性肥胖。

（3）疾病因素：长期高血糖、高游离脂肪酸血症、使用某些药物（如糖皮质激素）、缺乏某些微量元素（如铬和钒）、妊娠和体内胰岛素拮抗激素增多等。

（4）肿瘤坏死因子-α（TNF-α）增多因素：TNF-α增多可以促进脂肪分解引起血浆游离脂肪酸水平增高，从而导致胰岛素抵抗和高胰岛素血症。

（5）其他因素：瘦素抵抗和脂联素水平的降低或活性减弱，骨骼肌细胞内三酰甘油含量增多，B细胞内胆固醇积聚过多，都造成其功能减退。

（二）糖代谢紊乱的检查与诊断

· 血糖控制水平有哪些判断指标？·

血糖监测也就是对于血糖值的定期检查，实施血糖监测可以更好地掌控糖尿病患者的血糖变化，对生活规律、活动、运动、饮食以及合理用药都具有重要的指导意义,并可以帮助患者随时发现问题,及时到医院就医。

血糖控制水平有三个判断指标,包括:① 血糖;② 尿糖;③ 糖化血红蛋白。

空腹血糖和餐后2小时血糖为诊断糖尿病的主要指标,但是却不能单凭一项血糖检测结果确诊糖尿病或将其作为评价疾病控制程度的指标。尿糖检测方便快速、经济、无创伤,但对糖尿病的诊断无特异性,只起到初筛和参考作用,糖化血红蛋白是血红蛋白A组分的某些特殊分子部位和葡萄糖经过缓慢而不可逆的非酶促反应结合而形成的,当葡萄糖浓度较高时,人体所形成的糖化血红蛋白含量也会相对较高。人体内红细胞的寿命一般为120天,在红细胞死亡前,血液中糖化血红蛋白含量也会保持相对不变。因此糖化血红蛋白水平反映的是在检测前120天内的平均血糖水平,而与抽血时间、患者是否空腹、是否使用胰岛素等因素无关,是判定糖尿病长期控制的良好指标。三个指标相互补充,不能相互取代。

·糖代谢紊乱患者如何监测血糖?·

糖代谢紊乱患者的每日血糖水平,反映体内糖代谢以及病情的控制情况,也是医生调整治疗药物的依据。那么,到底应该如何监测血糖呢?

血糖的测定目前可以通过到医院抽血化验静脉血糖,也可以通过血糖仪自己(或在医院)测定手指血糖。静脉血糖比手指血糖的精确度更高,血糖仪测定的手指血糖允许有10%～15%的误差。我们在诊断糖尿病时一定得通过静脉血糖才能诊断,而不能靠手指血糖诊断。有些患者觉得静脉血糖更准,平时监测血糖都得到医院抽血测定,这就没有必要了,因为平时血糖的测定并不需要那么精确,比如6.7 mmol/L的血糖和6.3 mmol/L的血糖可能并不会对我们治疗方案的选择造成太大的影响,并且前面说过空腹血糖一般指的是6～8点的血糖,去医院抽血经常过了8点,不是严格的空腹血糖,还有医院抽血一般只能在上午进行,下午和晚上的血糖就无法监测了。因此我们推荐只有在诊断糖尿病时才查静脉血糖。一般来说血糖控制良好的患者每1～2周或更长时间测定1～2日的空腹血糖和餐后2小时血糖就可以,而血糖控制不佳的患者,应增加每日监测次数,隔日甚至每日多次监测,包括睡前血糖。以下情况应严密监测(一天测3～7次),包括:① 患者病情不稳定时(如合并感染或血糖很高);② 患者调整用药时;③ 胰岛素强化治疗者(一天注射胰岛素≥4次或用胰岛素泵的患者);④ 1型糖尿病患者。一天的不同时间点多次监测血糖比在每天同一时间点监测血糖效果好,因为前者更容易反映一天血糖的变化规律,而如果每天都在同一时间测血糖,就不知道其他时间血糖的控制情况。另外,如果近期经常出现低血糖时,最好监测餐前血糖和夜间血糖。确诊糖尿病后只用监测手指血糖就可以了。

· 如何记录血糖监测的结果? ·

及时把血糖监测的结果记录下来,对今后自己寻找血糖变化的规律和在就诊时与医生交流都是非常重要的。现在也有一些血糖仪可以记录最近一段时间的血糖测定结果,但是如果自己亲自记录,一方面记录的信息会更全面,另一方面记录的过程中自己也有机会去分析血糖变化的规律,对病情可以有更多的了解。

详细的血糖监测记录包括血糖监测的时间,监测与进餐的关系(是饭前还是饭后?是饭后多久?一般来说饭后就是饭后2小时,如果不是可以特别注明),具体的监测结果,注射胰岛素或口服降糖药的时间、种类、剂量,任何影响血糖的因素(如进食的食物种类、数量、运动量、生病情况,低血糖症状出现的时间,与药物、进食或运动的关系、症状的体验)。

一方面平时患者自己可以经常翻阅血糖记录本,琢磨饮食、运动、用药对血糖的影响,特别是在做一些和平时生活习惯不太一样的事情,比如吃一些特殊的饮食,或者做一些比较大运动量的运动,在进行这些事情前看一下上次进行类似事情时血糖变化,可以及时调整,避免出现血糖过高或过低的情况。另一方面每次去医院看病时,一定要带好血糖记录本,这对医生能够迅速地把握血糖变化的规律和制定合理的治疗方案非常有帮助。

(三) 糖代谢紊乱的治疗

· 胰岛素抵抗如何治疗? ·

一般原发性或遗传性胰岛素抵抗尚无行之有效的治疗方法,但对一些高危人群,如有糖尿病、高血压病、高脂血症家族史和出生时属于低体重儿或存在宫内营养不良史的人群,尤应注意在其后天避免肥胖,尽可能预防胰岛素抵抗的发生。对已表现为胰岛素抵抗的人群,应根据不同的人群采取不同的方法来减轻导致或加重胰岛素抵抗的因素,进行个体化治疗。胰岛素抵抗的治疗方法主要有下列几种。

(1) 加强运动,控制饮食:肥胖者强调合理的饮食计划,同时进行长期科学有规律的运动,降低体重。

(2) 增加胰岛素敏感性:噻唑烷二酮药物是强效的胰岛素增敏剂,可使2型糖尿病患者胰岛素抵抗症状减轻33%,代表药物有罗格列酮、吡格列酮等。

（3）控制血糖：对轻、中度肥胖或超重的2型糖尿病患者，可选择噻唑烷二酮衍生物、双胍类、葡萄糖苷酶抑制剂等药物。另外，应用磺脲类药物或胰岛素治疗的2型糖尿病，如血糖控制不理想，可根据具体情况联合上述药物，能起到协同降血糖作用。

（4）控制血压：许多高血压病患者常伴有胰岛素抵抗。利尿剂和β受体阻滞剂可能加重胰岛素抵抗，对糖代谢有不良影响，应避免长期大剂量应用。钙离子拮抗剂对糖代谢无不良影响。α受体阻滞剂、血管紧张素转换酶抑制剂和血管紧张素Ⅱ受体阻滞剂在降血压同时轻度改善胰岛素抵抗，可能在一定程度上降低高血压病患者同时患有糖尿病的危险。

（5）纠正脂代谢紊乱：脂代谢紊乱，如高甘油三酯血症和高游离脂肪酸血症等，与胰岛素抵抗密切相关，高甘油三酯血症和高游离脂肪酸血症进一步加重胰岛素抵抗。应用调脂药物改善脂代谢可以减轻胰岛素抵抗。

（6）补充微量元素：微量元素如铬和钒的缺乏，可能与胰岛素抵抗有关，饮食适当补充微量元素有利于胰岛素抵抗的减轻。

· 饮食、运动、药物与血糖的关系是什么？·

医生给张先生饮食、运动指导，并服用降糖药物，达到很好的降糖效果。饮食、运动、药物三者降糖的依据主要有下列3个方面。

（1）饮食和血糖的关系：饮食量多、结构不合理等不良饮食习惯一旦形成就很难改变，学会科学地安排好饮食既利于身体的健康，又不会因饮食减少而有太多的不适感。另外，中药苦寒药可以很好地调整患者过于旺盛的食欲，使之正常化，临床常用的是黄连、黄芩、大黄等。

（2）运动和血糖的关系：运动可以降低血糖，但运动是否合理

（包括运动方式、运动量、运动的时间安排是否合适），能否长期坚持，都存在很大的问题。以上因素都可能影响血糖的控制。一张合理的"运动处方"要包括运动强度、运动项目、运动时机、运动的持续时间、运动频率。

（3）药物和血糖的关系：应用药物控制血糖时由于主观或客观因素也会一定程度影响血糖的控制。主观因素主要是指用药的不合理，比如药物选择不合理、药量不适合、对胰岛素存在恐惧心理或依赖心理等人为因素的干扰；客观因素是药物失效、药物的不良反应。中西药结合治疗可以更好地控制血糖在正常范围。

·糖代谢紊乱饮食治疗的目的和原则是什么？·

糖代谢紊乱饮食治疗的目的主要有下列3个方面。

（1）通过平衡膳食，配合运动和药物治疗，将血糖控制在理想范围，达到全面的代谢控制。

（2）达到或维持成人的理想体重，保证充沛的体力，确保儿童、青少年正常的生长发育，满足妊娠、哺乳妇女代谢增加的需要。

（3）有效地防止糖尿病患者各种急、慢性并发症的发生。

糖代谢紊乱饮食治疗的原则有下列5个方面。

（1）合理控制总热量，热量摄入以达到或维持理想体重为宜。

（2）采取平衡膳食，食物选择应多样化、营养应合理，要放宽对主食类食物的限制，限制脂肪摄入量，适量选择优质蛋白质，增加膳食纤维、维生素、矿物质的摄入。

（3）提倡少食多餐，定时定量进餐。

（4）饮食治疗应个体化。

（5）饮食控制不能采取禁吃或偏食等强制性措施。

(四) 糖代谢紊乱的预后与处理

·血糖控制的目标是什么？·

血糖控制的标准是参照正常人血糖来制定的，最理想的空腹血糖是 4.4～6.1 mmol/L，非空腹血糖是 4.4～8.0 mmol/L。但是，血糖控制的目标是因人而异的。老年人控制标准可以适当放松，一般来说，空腹血糖在 6～7 mmol/L，餐后血糖在 8～10 mmol/L 就可以，如果一般情况不好，合并有比较严重的并发症，血糖控制目标值可以更放松。主要原因是老年人更担心低血糖的风险，血糖控制得越好，低血糖风险越高，为了避免低血糖，血糖可以适当偏高。

·血糖难控制受哪些因素影响？·

血糖难控制的因素是指除了饮食、运动、药物外能够引起血糖升高或持续不降的一些原因，这些原因主要包括失眠、便秘、情绪波动、过度疲劳、感染、月经不调、疼痛等。

上述因素可以通过血糖浓度生物调节系统来影响血糖。我们知道，人体内能够降糖的激素只有胰岛素，而能够升高血糖的激素却有很多，如胰高糖素、肾上腺素、肾上腺皮质激素、甲状腺激素、性激素、生长激素等。这些升高血糖的激素统统是胰岛素的"敌人"。失眠、便秘、过度疲劳等因素可以通过神经、内分泌的反馈调节使胰岛素对抗激素的水平升高，使胰岛素分泌减少或相对分泌减少，从而使血糖升高。

在治疗糖尿病的过程中，经常会遇到患者胰岛素分泌量尚可，在原用降糖药物无变化的情况下，血糖突然明显升高，血糖波动（餐后 2 小时血糖和空腹血糖差值）明显加大，此时应当考虑到有无引起血糖波动的诱因存在。较为常见的诱因有感染、情绪波动、劳累、失眠等，其中以感染最为常见。女性由于自身生理特点所致，尤易发生泌尿系感染。10%~20%的患者可出现无症状性菌尿，即无尿急、尿频、尿痛等膀胱刺激症状，只有在查尿常规时才能发现。对于血糖升高的处理，若单独采用增加降糖药物的方法，效果多不理想，只有加用抗生素，对症治疗，感染消除后，血糖会自然下降。因此，血糖波动是观察糖尿病病情是否平稳的指标。若出现血糖波动加大，说明存在引起血糖波动加大的诱因。此时应当查明诱因，并对症处理。而不应盲目加用降糖药，这样才会取得事半功倍的效果。

· 血糖控制得越低越好吗？·

血糖的控制是双向的，既不能太高，也要警惕不能太低。这也是一部分患者在治疗过程中容易忽视的问题。这些患者对血糖的控制要求非常严格，认为血糖控制越低越好，比如空腹要求控制在5 mmol/L，餐后2小时血糖控制在7 mmol/L以下，而且每次血糖都必须达到这一标准。结果出现了严重的低血糖，甚至是昏迷，就是因为对于低血糖的风险认识不足。对于血糖控制大家一定要知道一句话，也就是"低血糖是急性损害，而高血糖是慢性损害"。也就是说如果血糖太低，马上就可以出现严重的后果，最严重的情况甚至可能导致死亡。而血糖高则需要相当长的时间，一般来说可能要数年时间才可能出现并发症。一次发生的严重低血糖可能就会破坏长期严格控制血糖带来的好处。实际上发生低血糖也提示病情控制不佳。我们强调良好的血糖控制应该是指在没有低血糖的情况下血糖越低越好。

· 在降糖过程中出现低血糖，该如何及时处理呢？·

低血糖常见症状有头痛、昏睡、饥饿感明显、视物模糊、出虚汗、口唇麻木、面色苍白等。出现低血糖应立即吃"糖"，如甜饮料、糖果、糖水、蜂蜜、巧克力或葡萄糖片。5分钟内症状仍无改善,应再吃更多的糖,10分钟后仍无改善,必须去医院治疗。纠正后,还应在下一餐前吃一点儿含多糖的粮食、水果等防止血糖再度过低。纠正低血糖一定不要使用低热量饮料或无糖食物。积极预防低血糖发生,除了及时调整药物之外,少量多餐,在两餐之间加餐也会有效。

(五) 糖代谢紊乱的中医知识

糖代谢紊乱属于中医"消渴病"范畴,多由先天禀赋不足,素体阴虚,复因饮食失节、情志不遂或劳欲过度所致。病初以燥热伤阴为主,渐致阴精不足,病久则气阴两虚及阴阳两虚。其病位主要在肺、脾、胃、肾。

1. 病因

(1) 禀赋不足:先天禀赋不足,五脏虚弱,特别是肾脏素虚、阴虚体质,是消渴病的重要内在因素。《灵枢·五变》所云"五脏皆柔弱者,善病消瘅",即为此理。

(2) 饮食失节:长期过食肥甘,醇酒厚味,损伤脾胃,可致脾胃运化失司,积热内蕴,化燥伤津,消谷耗液,导致消渴。

(3) 情志失调:精神刺激或长期郁怒,五志过极,则气机郁结,郁久化热,火热炽盛,可上烁肺津,中灼胃液,下耗肾阴而致消渴。

(4) 劳欲过度:房事不节,劳欲太过,则肾精亏耗,虚火内生。阴虚火旺,消灼津液而发为消渴。

(5) 过服温燥药物:过服温燥药物而耗伤阴津,长时间服用温燥壮阳药物,或久病误服温燥之品,致使燥热内生,阴津亏耗,发为消渴。

2. 病机

(1) 阴虚为本,燥热为标:阴津亏耗则燥热偏盛,两者又互为因果,阴愈虚则燥热愈盛,燥热愈盛则阴更虚。消渴的病机总以阴虚燥热为主。

(2)气阴两虚,阴阳俱衰:阴阳互根互用,消渴病情迁延,可阴伤及气,常见气阴两虚之证。日久则阴损及阳,出现阴阳俱虚、肾脾两虚的证候。

(3)正气不足,瘀血内生:津液耗损,血脉虚涩而成血瘀。正气不足,加之血液生化乏源,运行无力,亦生瘀血。血瘀则血脉不通,脏腑失养。因此消渴常与瘀血有关。

(4)脏腑虚损,变证百出:消渴病久,脏腑虚弱,正气不足,可出现多种变证。这些变证常致残致死。

3. 治疗

古代医家对于消渴病不仅重视药物治疗,而且注意饮食、生活、精神等方面的调节,提出许多行之有效的方法,至今仍有重要的临床价值。

自隋唐时代起,我国医学家对消渴病的临床诊断和治疗就有很明确的认识,关于这方面的著作也非常丰富。隋代巢元方(581~907年)对本病的病因、病理也有补充,提出应用导引治疗消渴病和"行一百二十步,多者千步,然后食之"的说法,强调消渴病患者要适当做体育活动。

(1)运动疗法:《外台秘要》云:"解衣㬱卧,伸腰直少腹,五息止,引肾,去消渴,利阴阳。解衣者,使无坚碍;㬱卧者无外想,使气易行;伸腰者,使肾无逼蹙……使气满少腹者,摄腹牵气,使无息即止之;引肾者引水来咽喉。润上部,去消渴枯槁病;利阴阳者,饶气力也。"王焘也指出消渴病患者应运动锻炼:"养性之道,不欲饱食便卧,终日久坐……人欲小劳,但莫久劳疲极也,也不可强所不能堪耳。"又说消渴病患者"不得每夜食,食必即需行步,食稍畅而坐卧"。这些为我国古代运动疗法的理论。

（2）饮食疗法：唐代孙思邈是消渴病饮食疗法的鼻祖,《千金要方》指出"安身之本,必须于食……不知食宜者,不足以全生"；"食既排邪而安脏腑,悦神爽志,以资气血……安疾之本,必资于食；救疾之速,必凭于药"。并认为医者应当懂得怎样使患者进行调养饮食："夫医者,当需先晓病源,知其所犯,以食治之,食疗不愈,然后命药。"强调指出糖尿病有三禁,消渴"疗之愈否,属在病者,若能如方节慎,旬月而瘳,不自爱惜,死不旋踵。方书医药,实多有效,其如不慎者何？其所慎有三：一饮酒；二房室；三咸食及面。能慎此者,虽不服药而自可无它,不知此者,纵有金丹,也不可救,深思慎之"。

（3）精神疗法：七情六欲过度是导致疾病的重要因素,调养情志在治疗中是不可忽视的重要环节,故《景岳全书》说消渴病患者："初觉燥渴,便当清心寡欲,薄滋味,减思虑,不治可瘳；若一毫不谨,纵有名医良剂,则必不能有生矣。"明代王肯堂《证治准绳》也记载："不减滋味,不戒嗜欲,不节喜怒,则病愈而可复作；能从此三者,消渴也不足忧矣。"

（4）中医疗法

1）常用中医治法：可概括为滋阴清热、益气养阴、活血化瘀治法等,现代学者也有从肾论治、从脾论治、从肝论治之议,各具特色。

滋阴清热法：是针对消渴病阴虚内热基本病机特点提出的,是贯穿消渴病治疗始终的基本大法。

益气养阴法：是消渴病临床最常用的治法,原因是气阴两虚证在消渴病患者中最为常见。

活血化瘀法：自祝谌予教授的降糖活血方问世以来,此法日益受到医界重视,迄至今日,有治疗消渴病,言必称活血之势。

其他治法：包括补肾、治脾、治肝等。

2）分证论治

燥热伤津：清热生津。

阴津亏虚：滋补肝肾，益精养血。

脾胃气虚：健脾益气，生津止渴。

气阴两虚：益气养阴。

阴阳两虚：滋阴温阳益肾。

瘀血阻滞：活血化瘀。

对于并发症的治疗宜标本兼顾，在前述证候辨治的基础上根据并发症的不同特点分别给予治疗。

（王桂娟）

第三章　高血压病

第一节　经典病例

·病史摘要·

患者,严某,女,64岁,高血压病患者。平时饮食较咸,因为担心药物的"依赖性",而自作主张不按照医嘱服用降血压药物,平时在家也不自行检测血压情况,导致血压控制不佳,经常出现头晕目眩等不适症状,严重时还伴有双手颤抖。患者无饮酒史,有吸二手烟史。无心血管疾病家族史。

患者1周前因家事烦扰,夜间入睡困难、多梦、清晨早醒,今日又因为琐事与邻居争执之后出现头晕不适加重,故来医院就诊。自诉头晕目眩,不能睁眼,心烦易怒,怕热,口干欲饮,胃纳不佳,不思饮食,大便干结难解出,夜寐不安,多梦烦扰,盗汗,腰酸耳鸣,视物昏花,发怒时常常有双手不自主的轻微颤动。

经过医生对其健康宣教和中西医结合治疗,严某对高血压病这一疾病有了一个清晰的认识,首先从生活方式上进行改变,并在医生的指导下规律服用药物,血压控制良好,头晕目眩、双手颤抖等不适症状基本未再出现。

·检查·

1. 体格检查　身高(165 cm),体重(55 kg),腹围(72 cm),臀围(108 cm)。BMI指数(20.20)。血压(158/97 mmHg)。神志清楚,呼吸平稳,形体偏瘦,两颧潮红,双眼球震颤(－)。两肺呼吸音正常。心率(78次/分),心律齐。血管杂音(－)。周围血管征(－)。神经系统检查均正常。舌质暗红,舌体瘦,舌苔少。脉细弦。

2. 实验室检查及其他辅助检查

(1)血脂:胆固醇(7.2 mmol/L),三酰甘油(3.1 mmol/L),高密度脂蛋白(0.94 mmol/L),低密度脂蛋白(3.82 mmol/L)。

(2)血糖:空腹血糖(4.7 mmol/L),餐后2小时血糖(6.7 mmol/L),糖化血红蛋白(5.6%)。

(3)肾功能:肌酐(72 μmol/L),尿酸(427 μmol/L)。

(4)心电图:HR(82次/分),V1～V3导联T波改变。

(5)超声心动图:静息状态下未见明显异常。

(6)颈动脉彩超:左侧颈内动脉粥样硬化斑块形成(3.2 mm×1.4 mm)。

(7)头颅CT(平扫):未见明显异常。

(8)眼底检查:未见明显异常。

·诊断·

(1)西医诊断:高血压病1级　高危。

(2)中医诊断:眩晕(肾阴亏虚,肝阳上亢)。

·治疗·

1. 治疗方法　按照《中国高血压防治指南》(2013年版)在生活方式干预的基础上立即开始药物治疗。

2. 治疗经过

(1)非药物治疗(生活方式干预)。

1)增加体力活动:建议适当运动,选取以舒缓为主的运动,如太极拳、瑜伽等。

2）采用合理膳食：减少钠盐摄入，建议每日食盐量不超过6 g，少食各种盐腌食品。减少膳食脂肪，补充适量优质蛋白质。注意补充钾和钙，如绿叶菜、鲜奶、豆类制品等。

3）限制烟酒：减少吸二手烟机会。

4）减轻精神压力，保持平衡心理：即中医常说的调畅情志，若情志失调，则易肝失调达而致气机升降失调，加重高血压症状。

（2）药物治疗。

1）西医治疗：使用低剂量单药治疗，给予贝那普利片10 mg，每天上午8点准时服用。

2）中医治疗：① 中药治疗，滋阴补肾，平肝潜阳，熄风止痉。予中药汤剂内服，方以杞菊地黄汤加味，处方如下：枸杞子10 g，白菊花10 g，生地黄10 g，山茱萸10 g，地骨皮30 g，石斛15 g，杜仲15 g，桑寄生20 g，怀牛膝15 g，天麻10 g，钩藤15 g，石决明（先煎）30 g，灵磁石（先煎）30 g，茯神10 g，夜交藤30 g，苍耳子6 g，制香附10 g，泽泻10 g。上述药物加水300 mL，煎煮取汁200 mL，饭后温服，每日两次。② 耳穴治疗，予耳穴磁珠贴于神门、皮质下、肝等耳穴处，告知患者每天自行按摩耳穴2次，每次10～15分钟。

· 结果 ·

患者坚持中西医结合治疗3个月后，血脂特别是三酰甘油明显下降，颈动脉彩超提示动脉粥样硬化斑块稳定，未再增大。治疗4个月后因为患者血压平稳，贝那普利片减量至每天5 mg口服；因其头晕等其他不适症状改善，故停用中药汤剂，改予杞菊地黄丸每次8粒，每天两次口服，结合耳穴按摩治疗。另告知患者在家中可常食葛根粥。以后可以每月随访1次，每隔半年评估各类并发症情况。

· 预后 ·

1. 预后预期 患者之前一直未接受规律治疗，此次经过门诊的宣教使患者对疾病有了正确的认识，积极配合治疗，血压得到良好的控制，同时头晕、心烦、腰酸、耳鸣等不适症状也都改善。

2. 随访意见　按照中国高血压防治指南（2013年版）要求，刚开始两周随访一次，在血压控制达标之后，随访可以延长到一月一次，嘱咐患者在家中应该严格遵照医嘱服药，并监测血压以了解病情，如果有所不适应立即就诊。

3. 随访结果　复诊期间，患者血压缓慢平稳下降，于 (115～135) / (70～85) mmHg 之间波动，自觉头晕不适的症状较前明显改善，有时因为情绪因素偶尔血压有波动，但头晕呕吐的感觉并不明显。

治疗3个月后复查结果如下：

（1）血糖：空腹血糖（4.9 mmol/L）。

（2）血脂：胆固醇（6.8 mmol/L），三酰甘油（1.9 mmol/L），高密度脂蛋白（0.97 mmol/L），低密度脂蛋白（3.22 mmol/L）。

（3）肾功能：肌酐 (70 μmol/L)，尿酸 (412 μmol/L)。

（4）心电图：HR（76次/分），V1导联T波改变。

（5）颈动脉彩超：左侧颈内动脉粥样硬化斑块形成（3.0 mm × 1.2 mm）。

4. 家庭护理指导　高血压病患者的家属应该尽可能创造安静和谐的家庭氛围，避免患者情绪的波动，因为情绪波动常常是病情加重和并发症发生的诱因。同时高血压患者的饮食结构也应该注意减少钠、脂肪和碳水化合物的摄入，即少吃咸、甜和油腻的食物。此外，家属应该戒烟，以防患者被动吸烟，并按医嘱按时服药。

第二节　病例剖析

一、高血压病的历史

在过去"血压"对于人们而言是一种非常神秘的东西，曾有很多研究者尝试测量血压,比如英国生理学家斯蒂芬·黑尔斯直接把马的血管和测试管相连的检测方法。

大概在一百多年以前Riva-Rocci发明了袖带血压计(和现在的水银血压计非常相似)之后人们才对血压有了一定的概念,同时逐步认识到血压对于人体生理和病理有着很大的意义。

20世纪50~60年代很多国家开展了大量人群中血压分布及血压与心血管病关系的流行病学和临床研究,所有的研究都证实了高血压是引起心血管病的主要危险因素。目前高血压病在全世界范围内都被广泛地关注着。

二、知识问答

(一) 高血压病概述

·正常血压值是多少?·

目前国际上公认为高血压的诊断标准是:收缩压≥140 mmHg及(或)舒张压≥90 mmHg。

·高血压病有什么发病因素?·

高血压病的发病因素有下列几点。

(1) 与年龄有关:高血压患病率与年龄呈正比。

(2) 与性别有关:女性更年期前患病率低于男性,更年期后高于男性。

(3) 与地理分布有关:一般规律是高纬度(寒冷)地区高于低纬度(温暖)地区,高海拔地区高于低海拔地区。

(4) 与季节有关:冬季患病率高于夏季。

(5) 与饮食习惯有关:人均盐和脂肪摄入越高,平均血压水平越高;经常大量饮酒者血压水平高于不饮或少饮者。

（6）与经济文化发展水平有关：经济文化落后地区很少有高血压，经济文化越发达，人均血压水平越高。

（7）与遗传有关：直系亲属（尤其是父母及亲生子女之间）血压有明显相关；不同种族和民族之间血压有一定的群体差异。

（8）其他：患病率与人群肥胖程度和精神压力呈正相关，与体力活动水平呈负相关。

·高血压病的危险因素是什么?·

2013年我国流行病学调查表明，脑卒中（即脑血管疾病，如脑出血、脑梗死等）是威胁我国人民健康的重大疾病。因此，我国心血管病防治的重点是预防脑卒中。脑卒中的主要危险因素是高血压，积极控制高血压是预防脑卒中的重要措施。

我国人群血压水平从110/75 mmHg开始，随着血压水平升高而心血管病发病率持续增加。血压在（120～129）/（80～84）mmHg时，患者的心血管病发病率会增加1倍；血压在（140～149）/（90～94）mmHg，心血管病发病率会增加2倍，血压>180/110 mmHg时，心血管病发病率增加10倍。

（二）高血压病的检查与诊断

·高血压病患者为何要做这么多检查?·

本章第一节经典病例中的患者严某（以下称"严女士"），在就诊过程中做了很多检查，如血脂测定、血糖测定、甲状腺功能测定、心电图、心脏彩超、颈动脉彩超等，这些检查和高血压病有什么直接关系呢，每个高血压病患者都要做吗，为什么要做这些检查呢？这是由于高血压病本身的疾病特点所决定的。

（1）高血压病是一种全身性疾病，因为人体所有的组织中都存在着血管，像心、脑、肾有维持人体正常生活功能的大血管，而眼底、四肢末梢、肾脏里有负责生理活动的微血管。而高血压病对全身所有的血管，包括大血管和微血管都有很大影响，因此要详细评估全身血管受到疾病影响的情况。这也正是中医学中对于疾病的认识，即人体是一个有机整体，某局部病变其实并不单单只是一个地方出了问题，脏腑经络的疾病都会相互传变影响。最简单的比方就是全身只要有血管存在的地方都有可能发生病变。同时在确诊原发性高血压的同时需要排除继发性高血压，因为后者常常需要某些特殊的治疗。

（2）高血压病患者的检查主要分为下列3方面。

1）常规检查：血糖（空腹为宜）、血清总胆固醇、血清高密度脂蛋白、空腹血清三酰甘油、血清尿酸、血清肌酐、血清钾、血红蛋白及红细胞比容、尿液分析，以及心电图等。

2）推荐检查：超声心动图、颈动脉（和股动脉）超声、超敏C-反应蛋白、尿微量白蛋白（合并糖尿病患者的必查项目）、尿蛋白定量[尿常规检查中尿蛋白（+）的患者]、眼底检查（严重高血压病患者）、胸片。

3）进一步检查（专业范畴）：头颅CT及磁共振成像。有合并症的高血压病患者需检查脑功能、心功能和肾功能。继发性高血压患者需检查肾素、醛固酮、皮质激素和儿茶酚胺、动脉造影、肾和肾上腺超声或CT检查。

· 在家中如何使用电子血压计自测血压？·

严女士确诊高血压病后，医生嘱咐其在家中自己监测血压。在家中使用电子血压计自己测量血压的步骤如下。

（1）首先坐在安静的房间里5分钟，再开始测量。

（2）至少测量两次，两次之间间隔1～2分钟，若两次测量结果相差比较大，应再次测量。

（3）尽可能选择臂式电子血压计，而不是腕式电子血压计，采用标准袖带（12～13 cm长，35 cm宽）；对于儿童应采用较小的袖带，过胖或过瘦的患者应该根据体型选择不同的袖带。

（4）无论是坐着测量血压，或是躺着测量，绑着袖带的上臂都应该与心脏在同一水平位置上。

（5）对于老年人、糖尿病患者或其他经常出现或疑似有体位性低血压的患者，除了座位测量血压意外，还应测量直立位1分钟和5分钟后的血压。

· 血压应该测量哪个手臂比较准确？·

对于去医院第一次就诊的患者应当测量两侧手臂的血压，因为有一部分疾病，比如外周血管病可以导致左手和右手手臂血压的明显不同，因此在疾病确诊的时候必须测量两侧手臂。

对于大多数高血压病患者，在疾病确诊了之后一般推荐在家中自己测量血压时选用右侧手臂，因为大多数人右手血压相比左手稍高5 mmHg；但对于那些反复测量过多次之后明确是左手臂血压高于右手臂的患者就应该测量左手臂。

· 测量血压时有哪些注意事项？·

严女士在确诊高血压病之后，医生要求她在家里自己测量血压，这是因为血压在一天24小时，甚至是不同的日子都会变化，而偶尔一次血压升高并不能简单诊断为高血压病。

由于血压有波动性，且情绪激动、体力活动、极度疲劳时会引起一时性的血压升高，因此应至少2次在非同日静息状态下测得血压升高时方可诊断高血压病,而血压值应以连续测量3次的平均值计算。

需要注意的是诊所血压、动态血压及家庭自测血压的正常值是不同的,这三项指标如果在同一天里面有所不同也是正常现象,一般情况下我们通常以诊所血压作为诊断高血压病的参考。

下列情况下,24小时动态血压监测有更多的临床价值:① 诊所血压变异大的患者(同次或不同次就诊时);② 总心血管疾病危险低而诊所血压高的患者;③ 诊所血压和家庭自测血压差距明显的患者;③ 怀疑药物治疗无效的患者;④ 科研所需的病例。

对于高血压病患者血压情况的评估,我们一般鼓励平时采用家庭自测血压:一方面为医生的治疗决策提供更多的信息,另一方面提高患者对治疗的依从性。

但需注意的是,容易焦虑的患者、不遵医嘱随意改动治疗方案的患者不宜在家自测血压。

· 高血压病为什么要分级分层? ·

严女士被确诊为高血压病1级(高危),这里的"1级"是高血压病的分级诊断,而"高危"是高血压病的危险分层诊断,但是高血压病为什么要进行分级分层呢,是不是血压越高病就越重呢?

根据我国患者的患病特点,我国高血压病的定义为:在未用抗高血压病药情况下,收缩压 ≥ 140 mmHg和(或)舒张压 ≥ 90 mmHg,同时按血压水平将血压升高的程度分为1、2、3级。而收缩压 ≥ 140 mmHg和舒张压 <90 mmHg单列为单纯性收缩期高血压。患者既往有高血压病史,目前正在用抗高血压病药,血压虽然低于140/90 mmHg,亦应该诊断为高血压。

血压水平与心血管病发病危险之间的关系是连续的,因此对高血压的数字定义和分类都是武断的。高血压病的任何数字定义应该是灵活的，应根据治疗药有效性、耐受性、危险性高低的不同而有所不同。对于高血压病进行分级分层的最主要目的是在于确定具体的、针对性很强的治疗方案，在使患者获得最大收益的同时避免医疗资源的浪费。

（1）血压水平的分级：血压水平的分级为正常、正常高值及高血压（表2-1）。我国的《高血压病防治指南》（2013年版）将血压在（120～139）/（80～89）mmHg定为正常高值，是因为流行病学研究表明，血压在此水平人群10年中心血管发病危险较<110/75 mmHg水平者增加1倍以上。血压（120～129）/（80～84）mmHg和（130～139）/（85～89）mmHg中年人群10年成为高血压病患者比例分别达45%和64%。对血压正常高值人群应提倡改善生活方式，以预防高血压病及心血管病的发生。

表2-1　血压水平的分级

类　　别	收缩压（mmHg）	舒张压（mmHg）
正常血压	<120	<80
正常高值	120～139	80～89
高血压	≥140	≥90
1级高血压（轻度）	140～159	90～99
2级高血压（中度）	160～179	100～109
3级高血压（重度）	≥180	≥110
单纯收缩期高血压	≥140	<90

（2）高血压病的危险分层：高血压病患者治疗方案的选择不仅根据血压水平，还要根据以下几个方面。

1）心血管病的危险因素：① 收缩压和舒张压水平（1～3级）；② 男性>55 岁，女性>65 岁；③ 吸烟；④ 血脂异常（血清胆固醇≥5.7 mmol/L 或血清低密度脂蛋白>3.6 mmol/L 或血清高密度脂蛋白<1.0 mmol/L）；⑤ 早发心血管病家族史（一级亲属，发病年龄<50 岁）；⑥ 腹型肥胖（腰围男性≥85 cm，女性≥80 cm）或肥胖（BMI≥28 kg/m²）；⑦ 缺乏体力活动；⑧ 高敏C-反应蛋白≥3 mg/L 或C-反应蛋白≥10 mg/L。

2）靶器官的损害情况：① 左心室肥厚（根据心电图、超声心动图左室质量指数或X线检查结果所示）；② 动脉壁增厚（颈动脉超声示颈动脉内膜中层厚度≥0.9 mm 或动脉粥样硬化性斑块的超声表现）；③ 血清肌酐轻度升高（男性115～133 μmol/L，女性107～124 μmol/L）；④ 微量白蛋白尿（尿白蛋白30～300 mg/24h）；⑤ 白蛋白/肌酐比升高（男性≥22 mg/g，女性≥31 mg/g）。

3）是否有糖尿病：① 空腹血糖≥7.0 mmol/L；② 餐后2小时血糖≥11.1 mmol/L。

4）其他伴随疾病：① 脑血管病（如缺血性卒中、脑出血、短暂性脑缺血发作等）；② 心脏疾病（如心肌梗死史、心绞痛、冠状动脉血运重建、充血性心力衰竭等）；③ 肾脏疾病（如糖尿病肾病、肾功能受损：血清肌酐男性>133 μmol/L，女性>124 μmol/L，蛋白尿>300 mg/24 h）；④ 外周血管疾病，视网膜病变（如出血或渗出、视盘水肿等）。

5）个人经济水平的影响。

因此在专科医生对患者做出高血压病诊断的时候，疾病的分级分层诊断是非常重要的。

严女士在门诊测量的血压是158/97 mmHg，按照中国高血压防治指南（2013年版）中，血压水平的定义和分类表，归入高血压病分级的"1级"。再经过辅助化验检查、评估的并发症及危险因素之后,她有吸二手烟、血脂测定不正常、彩超检查她的颈动脉内膜上有粥样硬化斑块形成,总共3项危险因素,归入高血压病分层的"高危"。

·继发性高血压有哪几类?·

高血压病从病因上可以分为原发性高血压和继发性高血压,我们平时说的高血压病指的就是原发性高血压,而所谓继发性高血压指的就是能够检查出病因的或者是其他疾病引起的高血压病,所以在确诊高血压病时应该排除其他继发性的病因。区别原发性高血压和继发性高血压的目的在于方便治疗决策,通常继发性高血压要针对病因治疗,使用特殊药物或手术干预。

成年高血压病患者中5%～10%可查出高血压病的具体原因。通过临床病史、体格检查和常规实验室检查可对继发性高血压进行简单筛查。以下线索提示有继发性高血压可能:严重或顽固性高血压;年轻时发病;原来控制良好的高血压突然恶化;突然发病;合并周围血管病的高血压。继发性高血压主要有下列几类。

(1)肾实质性高血压(肾性高血压):肾实质性高血压是最常见的继发性高血压。以慢性肾小球肾炎最为常见,其他包括结构性肾病和梗阻性肾病等。因此应对所有高血压病患者初诊时进行以下筛查用以排除肾实质性高血压:尿常规检查以了解有无蛋白尿、血尿等,有助于了解肾小球及肾小管功能;体检时双侧上腹部如触及块状物,应疑为多囊肾,并做腹部超声检查,有助于明确诊断。

(2)肾血管性高血压:肾血管性高血压是继发性高血压的第二个原因。国外肾动脉狭窄患者中75%是由动脉粥样硬化所致(尤其在老年人)。而在我国大动脉炎是年轻人肾动脉狭窄的重要原因之一。肾功能进行性减退和肾脏体积缩小是晚期患者的主要表现。肾动脉狭窄常规需要筛查肾功能、血清电解质、血浆肾素、血管紧张素；超声肾动脉检查、增强螺旋CT、磁共振血管造影、数字减影等，其中肾动脉彩色多普勒超声检查，是敏感性和特异性很高的无创筛查手段。特别需要注意的是肾动脉狭窄的患者在高血压病药物的选择上是有禁忌的。

（3）嗜铬细胞瘤：嗜铬细胞瘤是一种少见的继发性高血压。这类患者除了高血压的表现之外，还时常有血压的剧烈波动，低血压、休克、高血压等症状反复出现，还容易发生高血压危相。常见的瘤体生长部位是肾上腺、腹膜外和腹主动脉旁，因此超声检查或CT检查可作出诊断。尿液与血液中儿茶酚胺浓度的检测可明确是否存在儿茶酚胺分泌亢进，以辅助诊断。确诊本病的患者应该及时手术治疗。

（4）原发性醛固酮增多症：原发性醛固酮增多症（简称原醛症），是由于肾上腺皮质发生病变从而分泌过多的醛固酮，导致水钠潴留，血容量增多，肾素-血管紧张素系统的活性受抑制，临床表现为高血压、低血钾为主要特征的综合征。大多数是由肾上腺醛固酮腺瘤引起。检测血钾水平作为筛查方法：排除用药影响后后，血浆肾素活性显著低下[<1 ng/(ml·h)]，且血浆醛固酮水平明显增高可以明确诊断。而CT与磁共振成像检查有助于确定病变到底是腺瘤还是增生。与嗜铬细胞瘤相类似，确诊本病的患者应该及时手术治疗。

（5）柯氏综合征：柯氏综合征是因为肾上腺皮质长期分泌过量的皮质醇所导致的一组疾病，它典型表现有满月脸、向心性肥胖（面部、身体肥胖，四肢反而瘦弱）、紫纹，同时发生高血压。测定24小时尿氢化可的松水平（>110 nmol/L）高度提示本病。

（6）其他：除上述疾病之外，甘草、口服避孕药、类固醇、非甾体抗炎药、可卡因、安非他明、促红细胞生成素和环孢素等药物也会诱发高血压。

· 什么是靶器官损害？如何检查靶器官损害的程度？ ·

靶器官损害是指持续而长时间的血压升高会对人体的一些脏器和血管产生损害，就像步枪射击时子弹使靶子遭受破坏一样。高血压病容易引起损害的"靶器官"有心脏、血管、肾脏、眼底和脑血管等。值得注意的是靶器官损害是持续长时间的血压升高的结果，短期的或一过性的血压升高一般不会导致损害。是否存在"靶器官损害"，要通过一定的检查才可以确定。高血压病患者应定期评估和检查"靶器官损害"的程度，靶器官损害对高血压病患者总心血管病危险的判断十分重要。

（1）心脏损害的检查：心电图检查旨在发现心肌缺血、心脏传导阻滞和心律失常及左室肥厚。超声心动图诊断左室肥厚和预测心血管危险无疑优于心电图。磁共振、心脏同位素显像、运动试验和冠状动脉造影在有特殊适应证时（如诊断冠心病）可应用。胸部X线检查也是一种有用的诊断方法（了解心脏轮廓或肺循环情况）。

（2）血管损害的检查：超声探测颈动脉内膜中层厚度（IMT）和斑块有预测脑卒中和心肌梗死发生的价值。收缩压和脉压作为老年人心血管事件的预测指标也越来越受到重视。脉搏波速率测量和增强指数测量仪有望发展成为大动脉顺应性的诊断工具。内皮细胞功能失调作为心血管损害的早期标志也受到广泛关注，内皮细胞活性标志物（一氧化氮及其代谢产物、内皮素等）研究有可能在将来提供一种检测内皮功能的简单方法。

（3）肾脏损害的检查：高血压病肾脏损害的诊断主要依据血清肌酐升高、肌酐清除率降低和尿蛋白（微量白蛋白尿或大量白蛋白尿）排泄率增加。高尿酸血症（血清尿酸水平>416 μmol/L）常见于未治疗的高血压患者。高尿酸血症与肾硬化症相关。血清肌酐浓度升高提示肾小球滤过率减少,而排出白蛋白增加提示肾小球过滤屏障功能紊乱。微量白蛋白尿强烈提示1型和2型糖尿病患者出现了进展性糖尿病肾病,而蛋白尿常提示肾实质损害。非糖尿病的高血压病患者伴有微白蛋白尿,对心血管事件有预测价值。因此,建议所有高血压病患者均测定血清肌酐、血清尿酸和尿蛋白(纤维素试纸检查)。

(4)眼底损害的检查:通常进行眼底镜检查,按 Wagener和Backer高血压眼底改变分为4级。3级和4级视网膜病变则肯定是严重高血压病并发症,故眼底发现出血、渗出和视盘水肿列为临床并存情况。

(5)脑血管损害的检查:头颅CT、MRI检查是诊断脑卒中的标准方法。MRI检查对有神经系统异常的高血压病患者是可行的。老年认知功能障碍至少部分与高血压病有关,故对老年高血压病可作认知评估,对于血管性痴呆具有诊断意义。

(三) 高血压病的治疗

· 药物治疗高血压病有哪些原则? ·

医生给予严女士的口服降血压药物是贝那普利片,并让她每日上午8点准时服用1片。严女士遵医嘱服药,取得了比较好的降压效果。

降血压药物可以有效地降低心血管疾病的发病率和病死率,防止脑卒中、冠心病、心力衰竭和肾脏病的发生和发展。降压药的共同作用为降低血压,不同类别降压药可能有降压以外作用的差别,这些差别是在不同患者选用药物时的主要参考。药物治疗高血压病主要有下列几项原则。

(1)采用较小的有效剂量以获得可能有的疗效而使不良反应

最小,如有效但疗效不满意,可逐步增加剂量以获得最佳疗效。

(2)为了有效地防止靶器官损害,要求患者每天24小时内血压稳定于目标范围内,如此可以防止从夜间较低血压到清晨血压突然升高而致猝死、脑卒中或心脏病发作。要达到此目的,最好使用一天一次给药而有持续24小时作用的药物。其标志之一是降压谷峰比值>50%,此类药物还可增加治疗的依从性。

(3)为使降压效果增大而不增加不良反应,用低剂量单药治疗,疗效不满意的可以采用两种或多种降压药物联合治疗。事实上2级以上高血压为达到目标血压常需降压药联合治疗。

·临床常用降血压的西药有哪些?·

现在在临床上常用于降血压的药物主要有以下5类,即利尿药、β受体阻滞剂、血管紧张素转换酶抑制剂(ACEI)、血管紧张素Ⅱ受体阻滞剂(ARB)和钙拮抗剂(CCB)。严女士服用的贝那普利片属于第三种,就是血管紧张素转换酶抑制剂。

上述5类降压药物都各自有自身的特点,针对的适应证也各不相同,但现在使用最多的是血管紧张素转换酶抑制剂、血管紧张素Ⅱ受体阻滞剂和钙拮抗剂类,因为这三类药物对于患者的靶器官具有保护作用。每位高血压病患者应该服用以上五类药物中的哪种、应该在什么时间服用、要多少剂量的药物,都应该在专科医生的指导下进行,切忌随意更换药物、改变服药时间和药物剂量,同时患者应该记住医生叮嘱的复诊时间,避免遗漏随访。

·高血压病患者服用降血压药时有哪些注意事项?·

严女士来我院就诊之前血压控制不理想,这可能与她不清楚服用降血压药的注意事项有关。高血压患者服用降血压药主要有下列几个注意事项。

（1）忌突然停药：长期服用降压药的高血压病患者，如果突然减量或停药，可使血压反跳而引起一系列反应，称为降压药停药综合征。降压药停药综合征主要表现为血压突然急剧升高、头昏、头痛、乏力、出虚汗等不适症状；有部分患者还会因为血压骤然升高而并发全身血管痉挛导致心肌梗死或脑出血等情况而危及生命。这是由于部分降压药长期服用使机体产生耐药性和依赖性，突然停药容易出现血压反跳升高。

（2）忌服药量过大或随意服药：目前最新版《中国高血压病防治指南》(2013年版)，临床处方推荐使用长效缓释的降压药物，此类药物相对于短效降压药物具有更加平稳的降血压能力，减少血压的波动，避免血压波动对于全身血管的刺激作用。

但是由于这类药物是长效缓释制剂，一般而言，比较明显的起效时间大概需要两三天时间，完全达到平稳降压的疗效需要两周。由于部分患者对于药物起效的时间缺乏了解，心急想要达到快速降压的效果，服药后看血压降不下来便随意多服药物，这样做是非常危险的。

随意服用降压药物或者服药量过大，常会导致血压骤然降低。人体的动脉血压是流向组织器官的动力，对保障各组织器官所需要的血流量具有重要意义。如果血压骤降，全身各组织器官血供应不足，尤以脑、心、肝、肾等重要器官为主，可因缺血缺氧而发生功能障碍，甚至造成如脑梗死、急性肾衰竭等不良反应。

（3）忌睡前服药：有些高血压病患者习惯睡前服用降压药，以为服药后血压下降，可以安然入睡，另有部分相对年轻的高血压病患者，平时忙于工作，经常忘记定时服药，常常到睡前才发现漏服药物，或因为贪图方便，将服药时间随意改动到睡前。殊不知，人体血压本身具有昼夜波动的规律，一般而言白天血压升高，入夜后逐渐降低，大部分高血压病患者的血压也遵循这个规律。而降压药物一般在服用2小时后药效达到高效值，这也就是我们为什么常规都要求患者在早上八点左右服药的原因。如果睡前服药，而机体本身血压在此时也正在下降，药物作用与生理规律相互叠加，常常导致血压大幅度下降，从而诱发脑血栓形成、心绞痛和心肌梗死等并发症。因此高血压病患者应该按规定的时间服药，除已知血压过高外，应避免睡前服药，如果确实需要晚上服用，也应尽可能安排在睡前3～4小时比较适宜。

·如果医生建议同时服用两种降血压药，是不是说明病情很重？·

高血压病的分级分层是判断病情严重性的关键，与服用降压药物的品种不是绝对的相关。

专科医生在选择药物时主要考虑以下两点因素：① 药物是否能将血压控制到达标范围；② 选用最小剂量的药物、最高效地降压、最小不良反应，同时最大限度地降低各种危险因素。因此服药的种类并不能直接反映患者病情的严重程度。

·是不是确诊了高血压病就要立即服药呢？·

严女士在我院就诊之前，医生就建议她服用降压药物，但她因害怕长期服药会产生"依赖性"不愿一直服药，以致病情没有得到良好地控制，头晕症状反复出现。是不是一旦确诊了高血压病就要立即服药呢？

如前所述，高血压病的诊断有分级分层，而是否应该立即开始药物治疗是根据患者病情的分级分层情况来确定的，所以每位首次确诊的患者在进行分级分层、全面评估后确定治疗方案。

（1）高危及很高危患者：无论经济条件如何，必须立即开始对高血压及并存的危险因素和临床情况进行药物治疗。

（2）中危患者：先观察患者的血压及其他危险因素数周，进一步了解情况，然后决定是否开始药物治疗。

（3）低危患者：观察患者相当一段时间，然后决定是否开始药物治疗。

治疗方案既定，医生应为每例患者制定具体的治疗方案，包括下列几个方面。

（1）监测患者的血压和各种危险因素。

（2）所有患者，包括需予药物治疗的患者均应改善生活方式。

（3）使用药物降低血压，控制其他危险因素和临床情况。

（4）对于高危的患者，血压降至目标水平及对于其他危险因素的治疗尤其重要，这不但有利于决定什么样的患者应开始给予何种抗高血压治疗，还有助于确定患者的降压目标及达到此目标所要求的治疗力度。

·高血压病患者采用的"非药物治疗"是什么？·

高血压病的非药物治疗其实是指除了使用降血压药物之外的治疗，主要内容包括提倡健康生活方式，消除不利于心理和身体健康的行为和习惯，达到减少高血压病以及其他心血管病的发病危险，具体内容有下列几个方面。

（1）减重：建议BMI应控制在24以下。减重的方法一方面是减少总热量的摄入，强调少脂肪并限制过多碳水化合物的摄入，另一方面则需增加体育锻炼，如跑步、太极拳、健美操等。在减重过程中还需积极控制其他危险因素，老年高血压病则需严格限盐等。减重的速度可因人而异，但首次减重最好达到5 kg以增强减重信心，减肥可提高整体健康水平，减少包括癌症在内的许多慢性病，减重的关键是"吃饭适量，活动适度"。

（2）采用合理膳食：根据我国实际情况对改善膳食结构预防高血压病提出以下建议。

1）减少钠盐摄入：世界卫生组织建议每人每日食盐量不超过6 g。我国膳食中约80%的钠来自烹调或含盐高的腌制品，因此限盐首先要减少烹调用盐及含盐高的调料，少食各种咸菜及盐腌食品。如果北方居民减少日常用盐一半，南方居民减少1/3，则基本接近建议摄入量。

2）减少膳食脂肪，补充适量优质蛋白质：建议改善动物性食物结构，减少含脂肪高的猪肉，增加含蛋白质较高而脂肪较少的禽类及鱼类；蛋白质占总热量15%左右，动物蛋白占总蛋白质20%，将膳食脂肪控制在总热量25%以下。蛋白质质量依次为：奶、蛋；鱼、虾；鸡、鸭；猪、牛、羊肉；植物蛋白。植物蛋白中豆类质量最好。

3）注意补充钾和钙：中国膳食结构低钾、低钙，应增加含钾多、含钙高的食物，如绿叶菜、鲜奶、豆类制品等。

4）多吃蔬菜和水果：素食者比肉食者血压低，其原因可能基于水果、蔬菜、食物纤维和低脂肪的综合作用。增加蔬菜或水果摄入，减少脂肪摄入可使收缩压和舒张压的水平都有所下降。人类饮食应以素食为主，适当肉量最理想。

5）限制饮酒：饮酒和血压水平及高血压病患病率之间却呈线性相关，即饮酒越多越有可能患高血压病，而大量饮酒可诱发心脑血管事件发生。因此提倡高血压病患者戒酒，且饮酒可增加人体的抗药性。

（3）增加体力活动：每个参加运动的人特别是中老年人和高血压病患者，在运动前最好了解一下自己的身体状况，以决定运动种类、强度、频度和持续时间，或者在专科医生的指导下进行锻炼。

对于中老年人,应包括有氧、伸展及增强肌力练习3类,具体项目可选择步行、慢跑、太极拳、门球等。运动强度必须因人而异,按科学锻炼的要求,常用运动强度指标可用运动时最大心率达到180减去年龄计算,比如50岁的人运动心率最好控制在120～130次/分以下,而比较理想的情况是采用最大心率的60%～85%作为运动适宜心率,这也需要在医师指导下进行。运动频度一般要求每周3～5次,每次持续20～60分钟即可,可根据运动者身体状况和所选择的运动种类以及气候条件等而定。

（4）减轻精神压力,保持平衡心理:长期精神压力和心情抑郁是引起高血压病和其他一些慢性病的重要原因之一,对于高血压病患者,这种精神状态常使他们较少采用健康的生活方式,并降低高血压病治疗的依从性。对有精神压力和心理不平衡的人,应减轻精神压力和改变心态,要正确对待自己、他人和社会,积极参加社会和集体活动。

（5）其他方面:对高血压病患者来说戒烟也是重要的,虽然烟草中所含的尼古丁只使血压一过性地升高,但它会降低患者服药的依从性并增加降压药物的剂量。

（四）高血压病的预后及处理

从中医学角度来看,生活调摄对于高血压患者有着很重要的辅助治疗作用,在之前我们曾经提到过西医在高血压病治疗中有一项很重要的原则叫作"非药物治疗",也就是生活方式干预。简单地说就是改变生活习惯,按照符合作息规律去生活,而这项治疗是适合所有分级分层的高血压病患者的。非药物治疗其实与我国传统中医学中的养性摄生相同。

《黄帝内经》所谓:"上古之人,其知道者,法于阴阳,和于术数，食饮有节，起居有常，不妄作劳，故能形与神俱，而尽终其天年，度百岁乃去。今时之人不然也，以酒为浆，以妄为常，醉以入房，以欲竭其精，以耗散其真，不知持满，不时御神，务快其心，逆于生乐，起居无节，故半百而衰也。"这段话问的是上古的人，能活的时间比较长，甚至活了100岁以上还动作不衰；可是现代之人，年过半百动作皆衰，为什么呢？是时代的不同，还是人们违背了养生之道？上古的人，懂得天地之间运行的道理，是阴阳和谐的，每个人的命运是有定数的，所以行事都不和天地的正常运行道理相违背，他们的起居作息都"法于阴阳，和于术数，食饮有节，起居有常，不妄作劳"，这样就能肉体与精神都协调一致，而尽终其天年。现代的人，可不是如此，有反常的生活方式，日夜颠倒也习以为常，肆意酗酒，来枯竭他的精气，耗散他的真气，不懂得保持精气神的充满，不善于调养精气，最后就贪图一时的意气而违背养生的乐趣，因为"起居无节"，所以50多岁就开始已经不健康了，动作也不行了。由此可知，"法于阴阳，和于术数，食饮有节，起居有常，不妄作劳"，这就是最佳的指导原则。概括而言，"顺应自然规律"就是古人的养生秘诀，直到现在依然是我们现代人应该学习借鉴的，根据这个理论的指导高血压病患者平时的生活上有以下注意事项。

1. 控制食盐量　正常成年人每日推荐摄入6 g食盐为宜；而高血压病尤其是合并有心、肾功能不全者则应减量摄入，一般控制在每日3～4 g为宜。

2. 限制饮食，防止过胖　高血压病饮食要有节度，长期食量过大，易使痰湿内盛而肥胖，肥胖者又易发高血压病。所以高血压病（尤其是体胖者）要适当限制饮食，或少食主食（精白米饭），多食糙米及杂粮。

3. 食宜清淡，少食肥甘　对于高血压病饮食的基本要求是以清淡素食为主，少食肥甘油腻，饮食合理搭配。此外还需了解三点：

① 宜以豆类及谷类为主食，如黄豆、大麦、小米、玉米、小麦、高粱等，以白菜、芹菜、西红柿、豆芽、菠菜、萝卜、海带等为主要蔬菜，多食新鲜水果如柑橘、山楂、苹果等；② 少食或不食动物脂肪，而以植物油如豆油、棉油、糠油等为主，少食含胆固醇高的食物如动物内脏、蛋黄、螃蟹、带鱼、鱼子等；③ 少食发物如雄鸡、猪头肉、狗肉、鹿茸等，因这一类发物均易耗损肝阴，使肝阳易亢，病情复发或加重。

4. 戒烟忌酒，少食辛辣　烟酒及辛辣之品对人体的危害尤其高血压病患者的危害尤为明显。如烟草中的尼古丁易使人体去甲肾上腺素分泌增加，引起血管痉挛、血压升高；长期大量饮酒，对本病不仅易诱发中风，还会促使内源性（肝）胆固醇合成、血脂升高，引起动脉硬化和加重高血压病。

5. 劳逸结合　慎防劳心、劳力和房事太过。高血压病患者应加强摄生调养，尤其要保持心情舒畅，不必恐惧、焦虑和紧张。情志畅达，气血阴阳协调，有益于本病的康复。紧张的脑力劳动者尤需注意休息、娱乐；否则，长期精神紧张会使交感神经兴奋，肾上腺素分泌增加，小动脉收缩，从而使血压增高。房事太过也是这样。同时，经常散步或户外活动，以及郊游览胜，可促使气血阴阳平和，降低并稳定血压。

（五）高血压病的中医知识

·中医如何理解高血压病？·

医生对于严女士疾病的中医辨证分析为肾阴亏虚、肝阳上亢，治法是滋阴补肾、平肝潜阳、熄风止痉。这如何理解呢？

中医学认为，高血压病的主要临床证候、病程和转归，均属祖国医学中的"头痛""眩晕""中风"等疾病范畴。早在《黄帝内经》中就有"诸风掉眩，皆属于肝""髓海不足，则脑转身鸣"的记载,即我们的祖先认为高血压病的眩晕与肝、肾有关。《丹溪心法·头眩六十七》提出"无痰不眩""无火不晕",认为"痰"与"火"是引起眩晕的另一种原因。

概括地说,中医学认为高血压病常与情志失调、饮食失节、内伤虚损等因素有关。

(1)情志失调:长期精神紧张或恼怒忧思,可使肝气内郁,郁久化火,耗损肝阴,阴不敛阳,使肝阳偏亢,肝阳上扰于头目。肝肾两脏在中医中的关系甚为密切,故肝火也能灼伤肝肾之阴,形成肝肾两虚,肝阳偏亢。

(2)饮食失节:过食肥甘厚味,或饮酒过度,以致湿浊内生,湿浊久蕴可以化热化火,火灼津液成痰,痰浊阻塞脉络,上扰清窍,因而头痛、头晕发生此病。

(3)内伤虚损:劳伤过度或年老肾亏,肾阴不足,肝失所养,阴不敛阳,肝阳偏亢,内风易动。在以上各种因素的综合作用下,人体的阴阳失调,特别是肝、肾两脏的阴阳失调。由于肝肾阴虚,肝阳上亢,形成下虚上实的现象,故出现头痛、头晕、耳鸣、失眠等症;而肾阴亏损,不能上济心阴,故见心悸、健忘、不寐等;若病久不愈,则可导致肾阳虚衰,此时常兼有畏寒、肢体乏力、阳痿、夜尿等;阳盛可以化火化风,可见面红目赤、烦躁多怒;肝风入络,则见四肢麻木;若肝阳暴亢,便阳亢风动,血随气逆,挟痰挟火,横窜经络,扰动心神,蒙蔽清窍,从而发生中风昏厥等严重后果。由此可见,高血压病之本为阴阳失调,病之标乃内生风、痰及瘀血。中医药以及针灸等辅助治疗在治疗高血压病,改善头晕症状方面有着很独特的优势。

·是不是每个头晕的高血压病患者都可以吃中成药——杞菊地黄丸呢？·

医生给严女士处方的中药是以杞菊地黄汤为主要药物的，后来她病情控制了之后医生就让她服用杞菊地黄丸代替汤药，那现在药房里有出售杞菊地黄丸的，每个高血压病头晕的患者都可以吃中成药杞菊地黄丸吗？

中医学讲究的是辨证论治，即根据每个人不同的症状用不同的中药或者中成药，因为就算都是高血压头晕的患者，他们其他的症状可能完全不一样。比如有些患者可能经常感觉口干，想要喝水；但是另一部分患者可能口中发甜，胃口不太好；还有一部分患者可能经常容易发怒、生气。

治疗高血压病头晕的中成药品种多样，有天麻钩藤颗粒、半夏化痰丸、参苓白术散、八珍丸等，杞菊地黄丸只是其中的一个品种。不同品种的药物对应不同的适应证，症状不一样是不可以光听别人说这个药效果好，就吃这个药的。建议患者如果想吃中药一定要去正规医院里的中医科去就诊，医生会根据患者不舒服的症状，以及舌象和脉象，确定患者的体质，开出合适的治疗药物。

·中医除了中药内服外，还有哪些方法治疗高血压病？·

严女士在确定诊断高血压病之后，医生给予了中药汤药内服，如果患者服用中药汤剂不是非常方便，中医有其他的治疗方法吗？

（1）中成药治疗：为了方便患者服用，中医将很多很有代表性的中药汤剂制作成了中成药，方便服用。如天麻钩藤颗粒、杞菊地黄丸、知柏地黄丸、参苓白术散、八珍丸、半夏化痰丸等。中成药不用煎煮，可以直接服用，如果辨证准确，药物和病证相对应，也可以取得药到病除之效。

（2）耳穴压丸治疗：人体的耳朵是一个很神奇的部位，在耳朵上有着许多穴位，与身体上的每一个部位一一对应。中医临床上使用耳穴磁珠，粘贴在固定的、对应的穴位处，患者可以带回家，自行按摩，每天2～3次，每次10～20分钟。常用的耳穴有神门、内分泌、皮质下、肝、肾、脾等，对于调节血压、改善头晕等不适症状有辅助作用。

（3）针刺治疗：针刺治疗是我国一种历史悠久的治疗方法，在中医理论的指导下使用针具（一般是毫针）按照一定的角度刺入患者体内，运用捻转与提插等针刺手法来对人体特定部位进行刺激从而达到治疗疾病的目的。针对高血压病头晕患者的针刺疗法多取穴足三里、合谷、内关、太冲、三阴交、阳陵泉等，根据患者的症状辨证论治，每周治疗2～3次。

（4）药枕：中医学中有将各种中草药作为枕芯，夜间辅助安眠，治疗疾病。针对高血压病，常用杭菊花、桑叶、野菊花、辛夷、白芷、川芎、薄荷、红花各等药材混合粉碎，同时拌入适量冰片制成枕芯。每剂药枕一般可用3～6个月，注意尽可能防潮，应该常取出晒太阳。

（应汝炯）

第四章　高脂血症

第一节　经典病例

·病史摘要·

患者,李某,男,65岁。近1年来时常进食肥甘厚味,体重明显增加,1个月前饱食后突感眩晕,伴有恶心感,而后眩晕时有发作,无视物旋转,无耳鸣,偶尔伴有胸闷,脘腹痞满,少气懒言,大便不成形。

患者刻下头晕目眩,恶心,无呕吐,胃纳佳,食后腹胀,腹中肠鸣,大便不成形,夜间睡眠尚可,乏力感明显,自述平地行走1 km左右即疲乏不堪,形体肥胖,少气懒言,脘腹满闷,神疲乏力。

患者有吸烟史20余年,3年前戒烟,时常饮酒,每次约500 mL黄酒,患者父亲有高血压病史,一个哥哥最近体检发现血脂升高。

来我院后,医生经过一系列检查确诊为"高脂血症",对患者进行了健康教育,建议患者改变现有的生活方式,调整饮食结构,戒烟限酒,选择适当的运动,在医生指导下服用药茶,应用调脂药物治疗,并定期复诊,复查相关指标。经过3个月的规范治疗,患者感觉自己头晕目眩、恶心、乏力的症状明显好转,体重减轻3 kg,体检的各项指标也有明显好转。

· **检查** ·

1. 体格检查　身高(169 cm),体重(85 kg),腹围(90 cm),体重指数(29.8 kg/m²),心率(72次/分),血压(130/80 mmHg),神志清楚,呼吸平稳,形体肥胖,心肺听诊无异常,双下肢没有水肿。舌质暗红,苔白腻。脉沉滑。

2. 实验室检查及其他辅助检查

(1)血常规、尿常规、血糖、肝功能、肾功能:正常。

(2)血脂:胆固醇(6.72 mmol/L),三酰甘油(2.53 mmol/L);高、低密度脂蛋白正常。

(3)颈动脉超声:双侧颈内动脉粥样硬化伴斑块形成,较大者3.5 mm × 5.2 mm。

(4)胸片、心电图、心超:正常。

· **诊断** ·

1. 西医诊断　高脂血症。

2. 中医诊断　眩晕(痰瘀交阻)。

· **治疗** ·

1. 治疗方法　药物治疗和非药物治疗同时进行。

2. 治疗经过

(1)药物治疗:给予阿托伐他汀片每片20 mg,每次1片,每晚1次,口服。并根据中医辨证予以丹参10 g,葛根10 g,决明子10 g,生山楂5 g,薏苡仁5 g。将上述药物用多功能粉碎机磨粉后和乌龙茶混匀称量装袋,每袋10 g,泡茶服,直至无色无味为止,每日2～3袋。

(2)非药物治疗:改善现有的生活方式,控制饮食,适量运动,戒烟限酒,生活规律,避免情绪波动。

· **结果** ·

患者经过这段时间的药物治疗和非药物治疗,随访复查血脂相关指标明显好转,患者头晕目眩、恶心、乏力等症状也有明显改善。并且经过医生的健康教育,患者对高脂血症的相关知识有了一定了解,能自觉控制饮食,戒烟限酒,适当运动,规范服药,积极配合治疗。

· 预后 ·

1. 预后预期　高脂血症是一种与生活方式密切相关的疾病,该患者只要对本病有正确认识,积极改善原有生活方式,并在医师指导下规范使用药物治疗,是能够将血脂相关指标控制在正常范围内的,并可减轻高脂血症对心、脑血管的影响,预防脑卒中、心肌梗死等疾病的发生。

2. 随访意见　维持原治疗方案,嘱患者每2周复诊1次,在血脂控制达标之后,随访可以延长到1月1次,定期复查血压、血脂、肝功能、肾功能、肌酶谱等指标。

3. 随访结果　遵医嘱治疗2个月后,患者复诊时诉头晕目眩、乏力症状明显减轻。检查心率(75次/分),血压(130/78 mmHg),体重下降3 kg,体重指数(28.7 kg/m²),舌苔渐化;复查胆固醇(6.22 mmol/L)、三酰甘油(2.32 mmol/L),均有所好转;血常规、尿常规、肝功能、肾功能均正常。颈动脉超声显示斑块未增加,大小也未见增大。

4. 家庭护理指导　高脂血症的治疗是一个需要长期坚持的过程,患者及家属应对此有充分认识,在血脂控制到理想水平后仍需坚持治疗,而不是指标恢复正常或症状改善后就停药终止治疗,这会导致血脂水平的反弹,以及心、脑血管相关疾病的进一步恶化。

高脂血症的发生与患者长期的不良生活方式密切相关,所以高脂血症患者在坚持规范的药物治疗的同时,应积极改善原有生活方式,改变饮食习惯,提倡"三低饮食",即低油、低盐、低热量饮食,减少脂肪、精制糖的摄入,保证蔬菜水果的摄入量。家属引导、督促患者戒烟限酒。患者还要注意不能经常熬夜,注重劳逸结合,保持情绪稳定,剧烈的情绪波动可能会导致病情加重。

第二节　病例剖析

一、冠状动脉粥样硬化的解剖学相关知识

正常人血管内膜是光滑流畅的,动脉粥样硬化的发生与脂质代谢紊乱密切相关,当人体长期处于高血脂状态下,脂肪物质在血管内膜下逐渐沉积呈黄色粥样斑块,再加上自由基的作用,使血管壁弹性减弱,造成血管硬化。动脉粥样硬化后,冠状动脉血管变窄,血流量变小,造成心肌缺血,发展成为冠心病(图4-1)。

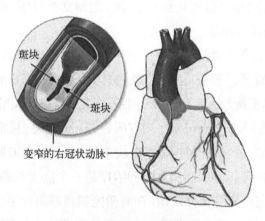

图4-1　冠状动脉粥样硬化

二、知识问答

(一)高脂血症概述

·什么是高脂血症?·

高脂血症是指各种原因导致的血浆中胆固醇和(或)三酰甘油水平升高。高血脂是脑卒中、冠心病等疾病的重要危险因素。

· 高脂血症是由哪些原因导致的? ·

本章第一节经典病例中的李某(以下称"李先生")在步入老年后运动减少,还经常和朋友去饭店聚餐饮酒,身体逐渐"发福",而后在医院被诊断为高脂血症。李先生想知道,自己是怎么会成为高脂血症患者的。

日常生活中可能导致高血脂的原因有以下几种。

(1)盐分摄入过多:盐中含有钠离子和氯离子,会造成细胞内外等度差加大,造成细胞肿胀。想象一下血管的细胞膨胀起来,血管内壁是不是就变小了?这就造成血压的升高,而且血管内壁缩小就很容易造成血液中的脂质在血管壁内堆积,影响健康。

(2)久坐不动:脂肪堆积的原因是脂肪无法通过正常的代谢而消耗掉。代谢的方法,一是正常代谢,食物摄入,人体每天需要的营养物质基本是固定的,因此多余的营养物质就会转化成脂肪堆积起来。二是无食物摄入时代谢脂肪提供人体所需的能量。三是运动代谢,运动过程需要很多的能量,因此就会很容易消耗掉体内堆积的脂肪。

(3)不健康的饮食习惯:肥肉、动物内脏、甜点、油炸食品等,这些食物确实好吃,但是进食过量,又不能通过有效运动来消耗这些热量,身体内脂肪堆积,就会导致这些物质在运输过程中极易在血管壁内堆积起来形成动脉粥样硬化。长此以往,脂肪堆积过多就会导致血管壁狭窄,导致高脂血症,进一步引发各种心脑血管疾病。

(4)过量饮酒:酒精在人体内会阻止脂肪酸的代谢氧化,并使得多余的脂肪酸合成三酰甘油,造成三酰甘油的浓度上升,造成血脂含量增高。

·不同程度的高脂血症有哪些症状?·

李先生因出现头晕、恶心、乏力等才去医院就诊,而有些患者是在常规体检中发现血脂升高的,本身并无任何不适,那么出现哪些症状时需要考虑去医院检查血脂呢?

不同程度的高脂血症有下列症状。

(1)轻度高血脂:通常没有任何不舒服的感觉,但没有症状不等于血脂不高,定期去医院检查血脂非常重要。

(2)一般高血脂:症状多表现为头晕、神疲乏力、失眠健忘、胸闷、心悸等,还会与其他疾病的临床症状相混淆。

(3)严重高血脂:会出现头晕目眩、头痛、胸闷、气短、心慌、胸痛、乏力、肢体麻木等症状,最终导致冠心病、脑卒中等严重疾病,并出现相应表现。

(4)长期高血脂:脂质在血管内皮沉积所引起的动脉粥样硬化,会引起冠心病和周围动脉疾病等,表现为心绞痛、心肌梗死、脑卒中和间歇性跛行(肢体活动后疼痛)。

(5)其他:少数高脂血症还可出现角膜弓、眼底改变。

(二)高脂血症的检查与诊断

·血脂化验的各项指标有什么意义?·

李先生拿到血脂化验单后看到的结果是:胆固醇6.72 mmol/L,三酰甘油2.53 mmol/L,高密度脂蛋白和低密度脂蛋白正常。

(1)总胆固醇:正常值为2.9~6.0 mmol/L。胆固醇>6.22 mmol/L为高胆固醇血症,是导致冠心病、心肌梗死、动脉粥样硬化的高度危险因素之一。

(2)三酰甘油:正常值为0.56~2.26 mmol/L。国际上推荐男性:0.45~1.70 mmol/L;女性:0.40~1.53 mmol/L。增高多见于

动脉粥样硬化、肾病综合征、原发性高脂血症、糖尿病、胰腺炎、脂肪肝、阻塞性黄疸。

（3）高密度脂蛋白：正常值为男性1.14～1.76 mmol/L；女性：1.22～1.91 mmol/L。高密度脂蛋白<1.04 mmol/L，胆固醇>6.22 mmol/L是导致冠心病、心肌梗死、动脉粥样硬化的危险因素之一；降低多见于慢性肝病、肝硬化、冠心病、慢性肾功能不全等。

（4）低密度脂蛋白：正常值为2.1～3.37 mmol/L。增高多见于动脉粥样硬化、冠心病、脑血管疾病。

（5）载脂蛋白：载脂蛋白A，男性：0.96～1.76 g/L，女性：1.03～2.03 g/L。载脂蛋白B，男性：0.43～1.28 g/L，女性：0.42～1.12 g/L。

载脂蛋白A的水平与冠心病发生呈负相关。冠心病患者载脂蛋白A明显低于健康者。肾病综合征、活动型肝炎、肝实质损害、糖尿病等也可见载脂蛋白A降低，载脂蛋白B增高。

· 高脂血症的诊断标准是什么？·

李先生就诊时，医生根据他的病史、症状和血液生化指标进行诊断，李先生的总胆固醇6.72 mmol/L，三酰甘油2.53 mmol/L，根据高脂血症的诊断标准，可诊断为高脂血症，并且属于混合型高脂血症。

目前，国内一般以成年人空腹血清总胆固醇超过6.22 mmol/L，三酰甘油超过2.26 mmol/L，为标准诊断高脂血症。将总胆固醇在5.18～6.19 mmol/L者称为边缘性升高。

根据血清总胆固醇、三酰甘油和高密度脂蛋白的检查结果，通常将高脂血症分为以下4种类型。

（1）高胆固醇血症：血清总胆固醇含量升高，>6.22 mmol/L，而三酰甘油含量正常，即三酰甘油 <2.26 mmol/L。

（2）高甘油三酯血症：血清三酰甘油含量升高，>2.26 mmol/L，而总胆固醇含量正常,即总胆固醇<6.22 mmol/L。

(3)混合型高脂血症:血清总胆固醇和三酰甘油含量均升高,即总胆固醇>6.22 mmol/L,三酰甘油>2.26 mmol/L。

(4)低高密度脂蛋白血症:血清高密度脂蛋白含量降低,<1.04 mmol/L。

血脂水平受人群的生活方式及饮食习惯影响较大,也与性别、年龄等因素有关。故目前不主张使用"正常值"的概念,而是根据血脂水平对心血管病的发生和发展的影响来提供一个合适的范围。《中国成人血脂异常防治指南(2016年)》提出的我国人群的血脂合适水平如下。

1)血清总胆固醇合适范围<5.18 mmol/L,5.18～6.19 mmol/L为边缘升高,血清总胆固醇≥6.22 mmol/L为升高。

2)三酰甘油合适范围<1.70 mmol/L,1.70～2.25 mmol/L为边缘升高,三酰甘油≥2.26 mmol/L为升高。

3)低密度脂蛋白合适范围<3.37 mmol/L,3.37～4.12 mmol/L为边缘升高,低密度脂蛋白≥4.14 mmol/L为升高。

4)高密度脂蛋白合适范围≥1.04 mmol/L,高密度脂蛋白<1.04 mmol/L为降低。

(三) 高脂血症的治疗

· 高脂血症有哪些治疗方法? ·

在确诊高脂血症后,医生对李先生进行了健康教育,建议李先生改变现有的生活方式,调整饮食结构,戒烟限酒,选择适当的运动,并且开具了处方,让李先生服用药茶,应用调脂药物治疗,经过这些治疗,李先生的病情得到了有效控制。

治疗血脂异常最主要的目的在于防治缺血性心血管疾病。

《中国成人血脂异常防治指南(2016年)》建议：首先根据是否有冠心病或冠心病等危症以及有无心血管危险因素，结合血脂水平来综合评估心血管病的发病危险，将人群进行血脂异常危险分层。危险性越高，则调脂治疗应越积极。治疗性生活方式改变为首要的基本的治疗措施。

（1）非药物治疗：高脂血症的发生与不良生活方式密切相关，故治疗高脂血症首先应从调整生活方式开始。

1）饮食方面：建议高血脂人群坚持三低饮食，即低油、低盐、低热量饮食，减少饱和脂肪酸和胆固醇的摄入，保证蔬菜和水果的摄入。黄瓜、茄子、绿豆、香菇、山楂、苹果、燕麦、玉米热量低，富含膳食纤维的食物，可以适当多吃一些，猪肉、牛肉、羊肉等所谓"红肉"，则应限量食用。

2）生活方面：应调整生活、工作方式，积极参加体育活动、避免久坐不动，控制体重，将BMI控制在正常范围。尤其注意不能经常熬夜，要注重劳逸结合，避免情绪波动，选择适当方式排解工作及生活压力。

（2）药物治疗：目前，在临床上常用的降脂药物有许多，归纳起来大体上可分为五大类。

1）他汀类：主要有5种他汀类药物可供临床选用：洛伐他汀、辛伐他汀、普伐他汀、氟伐他汀、阿托伐他汀。他汀类是目前临床上最重要的，应用最广的降脂药。主要降低血清总胆固醇和低密度脂蛋白，也在一定程度上降低三酰甘油水平。服用剂量范围：洛伐他汀10～80 mg，辛伐他汀5～40 mg，普伐他汀10～40 mg，氟伐他汀10～40 mg，阿托伐他汀1～80 mg。他汀类不良反应较轻微，少数患者会出现胃肠道反应、转氨酶升高、肌肉疼痛、血清肌酸激酶升高，极少数严重者会出现横纹肌溶解而致急性肾衰竭。

2）贝特类：目前临床应用的贝特类药物，主要有非诺贝特、苯扎贝特、吉非贝齐及氯贝丁酯。主要降低血清三酰甘油和低密度脂蛋白。服用剂量范围：非诺贝特0.1 g，每天3次或微粒型0.2 g，每天1次口服；苯扎贝特0.2 g，每天3次或缓释型0.4 g，每晚1次。吉非贝齐和氯贝丁酯因不良反应大，临床上已很少应用。主要不良反应为胃肠道症状，少数患者出现一过性肝转氨酶和肌酸激酶升高。

3）烟酸类：烟酸类药物属B族维生素，当用量超过其作为维生素作用的剂量时，可有降脂作用。适应证为高三酰甘油血症和以三酰甘油升高为主的混合性高脂血症。主要制剂有：烟酸0.2 g，每天3次口服，渐增至1～2 g/d；阿昔莫司0.25 g，每天1～3次，餐后口服。烟酸主要不良反应为面部潮红、瘙痒和胃肠道症状，偶见肝功能损害。

4）胆酸螯合剂：适应证为高胆固醇血症和以胆固醇升高为主的混合性高脂血症。主要制剂及每天剂量范围为：考来烯胺4～16 g，考来替泊5～20 g，从小剂量开始，1～3个月内达最大耐受量。该药常见的不良反应为胃肠道症状。

5）胆固醇吸收抑制剂：此类药物主要通过抑制肠道内饮食和胆汁中胆固醇的吸收，来达到降低血脂的目的。临床主要制剂为依折麦布，常用剂量为10 mg，每天1次口服。常见不良反应为头痛和恶心，有可能引起转氨酶升高。

调脂治疗应在非药物治疗基础上，根据血脂异常类型、药物的作用机制以及调脂治疗的目标来选择调脂药物。以胆固醇升高为主的患者可选用他汀类、烟酸，其中以他汀类为最佳选择。以三酰甘油升高为主可选用贝特类、烟酸及其衍生物。本病例中的李先生，血脂异常以胆固醇升高为主，故医生选择他汀类药物为其治疗。对于家族性高胆固醇血症患者，能有效降低胆固醇的药物首推普罗布考。对于严重的高脂血症患者,单用一种调脂药,可能难以达到理想的调脂效果,这时可考虑采用联合用药,需注意不良反应增强的可能。他汀类与依折麦布合用可强化降脂作用而不增加副作用。他汀类与贝特类或烟酸类联合使用可明显改善血脂谱,但增加肌病和肝脏毒性的可能性,应予高度重视。

·治疗高脂血症需要长期用药吗?·

李先生经过两个月的药物和非药物治疗后,不适症状和实验室检查指标都有明显好转,医生嘱咐李先生继续治疗,并定期复诊,随访相关指标。

高脂血症的治疗需要长期坚持,服药期间应定期随诊,在开始药物治疗后4~6周内,应复查各项血脂指标,根据血脂改变而调整用药。如果血脂未能降至正常,则应增加药物的剂量或改用其他降脂药物,也可考虑联合用药。治疗达标后,还应在医生指导下制定一个长久的治疗计划,有效地长期控制血脂,使其维持在较低的水平,只要没有特殊情况,就应继续使用调脂药物。

·服用降脂药物有哪些注意事项?·

李先生服用阿托伐他汀片治疗高脂血症,服用方法是每晚1次,每次1片。由于人体合成胆固醇的时间在凌晨两三点,所以降胆固醇的西药(如他汀类)在晚上临睡前服用效果更好。患者每服用1~2个月后,需复查血脂、肝功能、肾功能和肌酸磷酸激酶等指标,一方面根据血脂的变化调整服药的剂量,另一方面密切观察药物是否产生肝功能、肾功能和横纹肌损害等不良反应。

·血脂降得越低越好吗?·

高血脂对血管潜移默化的危害必须引起重视,但血脂也不是降得越低越好。因为胆固醇和三酰甘油都是人体必需的营养物质，太多或太少，都不利于健康。

在用药物降脂过程中，不要盲目追求低胆固醇，低胆固醇并非是老年人健康的必需因素，而极低胆固醇反而可能与冠心病有关，高龄老人降脂治疗要多加小心，应当遵医嘱服药，及时复查，由医生根据实际情况判断需要将胆固醇控制在哪个范围内。

（四）高脂血症的预后与处理

·高脂血症患者日常生活中要注意什么？·

李先生在就诊时，医生除了为他开具药物，告知他服药的注意事项，还花了相当长的时间进行健康教育，从饮食、生活起居等多方面进行详细指导。

（1）控制饮食：饮食当清淡，多食蔬菜水果，减少滋腻之品的摄入，忌饮食不节、嗜食膏粱厚味。就饮食而言，绝大多数营养学家主张食物多样化，以谷物为主，多吃素食，同时要经常吃适量鱼类、禽类和瘦肉，少吃肥肉和荤油，而并不主张只吃素食。一般认为，每日膳食胆固醇摄入量不超过300 mg就可。诚如唐代百岁大医家孙思邈指出："常宜轻清甜淡之物，大小麦曲、粳米等为佳""营养生者常须少食肉，多食饭"。这一少荤多素的观点为历代多数养生家所接受，也与现代医学研究所揭示的真谛相符。

（2）增加运动：要坚持适当的体育锻炼，如散步、慢跑、舞剑、做操、打羽毛球、乒乓球等，养成锻炼身体的良好习惯。以舒筋活血，促进脂质转化，以清除膏脂蓄积。《吕氏春秋》中说："流水不腐，户枢不蠹，动也。形气亦然。形不动则精不流，精不流则气郁。"说明了动形以防精气郁滞的道理，运动形体还能增强脾胃功能，有助于气血的化生。

（3）调畅情志：宜恬淡虚无，精神内守，保持愉悦的心情，避免精神长期处于紧张状态。生活要有规律，早睡早起，不睡懒觉，情绪要保持稳定。避免过度紧张和情绪激动。精神情志常宜和悦愉快，避免躁、忧、悲、惊、怒等不良情绪，经常进行欣赏音乐、书画等艺术活动等，可以产生良好的调节效果。所以，精神内守不是消极的静止不动和逃避尘世，而是提倡合理用神，这样对机体具有积极的休养调节作用。

· 超重或肥胖的高脂血症患者需要减肥吗？控制体重对血脂有什么好处？·

李先生初次就诊时，体重达 85 kg，治疗两个月后，体重下降了 3 kg，体检各项指标有明显好转。对于超重或肥胖的高脂血症患者而言，治疗的同时进行规范的减肥，是非常有利于控制血脂水平的。

肥胖人群的平均血浆胆固醇和三酰甘油水平显著高于同龄的非肥胖者。一般来说，向心性肥胖者更容易发生高脂血症。肥胖者的体重减轻后，血脂紊乱亦可恢复正常。对体重超过正常标准的人，应在医生指导下逐步减轻体重，以每月减重 1～2 kg 为宜。控制体重时的饮食原则是低脂肪、低糖、足够的蛋白质。

· 运动对调节血脂有什么好处？高脂血症患者运动时有哪些注意事项？·

体育运动不但可以增强心肺功能、改善胰岛素抵抗和葡萄糖耐量，而且还可减轻体重、降低三酰甘油和胆固醇水平、升高高密度脂蛋白水平。为了达到安全有效的目的，进行运动锻炼时应注意下列事项。

（1）运动强度：通常以运动后的心率水平来衡量运动量的大小，适宜的运动强度一般是运动后的心率控制在心率120次/分左右。运动形式以中速步行、慢跑、游泳、跳绳、做健身操、骑自行车等有氧运动为宜。

（2）运动持续时间：每次运动开始之前，应先进行5～10分钟的预备活动，使心率逐渐达到上述水平，然后维持20～30分钟。运动完后最好再进行5～10分钟的放松活动。每周至少活动3～4次。

（3）注意安全：运动时应注意安全保护，尤其超重或肥胖的患者，应注意对腰部、膝关节等部位的防护，避免运动损伤。

（五）高脂血症的中医知识

·中医如何理解高脂血症?·

中医学文献中无高脂血症相关的病名记载，散见于"肥人""痰浊""中风"和"眩晕"等病的记载中。中医学认为，脾虚痰湿内滞，是其病机之本，脾虚痰湿体质为其体质基础，饮食不节、嗜食肥甘是其发病外因。

膏脂来源于水谷，其化生、输布、代谢有赖于脏腑功能正常，但究其根本则在于脾胃运化功能。故若嗜食肥甘或素体脾虚，导致脾失健运，则水谷精微不归正化，形成病理性的痰湿脂浊，诚如李中梓说："脾土虚弱，清者难升，浊者难降，留中滞膈，瘀而成痰。"张景岳亦谓："人之多痰，悉由中虚使然。"临床上也常见高脂血症患者表现出"脾虚""痰湿"的症状，如神疲乏力、脘腹胀满、口中黏腻、形体肥胖、大便溏等。

肾为先天之本，肾虚则津液代谢失调，痰湿内生，凝聚为脂。人至中年，肾气渐衰，气血渐亏，无力推动气血正常运行而致血脉瘀滞,血中形成脂浊。故常见中年后出现高脂血症,并随年龄增长发病率逐渐增加。

肝为刚脏,主疏泄,肝主疏泄功能正常,则气机的运行正常,气血调和,经脉通利。反之,由于情志不遂,肝失疏泄,气机不利,气滞则血瘀,气滞则水停,津液与血液运行失常,留而为痰为瘀,阻滞血脉。现代人生活节奏快,白领人士加班成为常态,甚则有经常熬夜加班者,工作压力大,情绪紧张,乃至抑郁、失眠,长此以往,影响到体内糖类、脂肪的代谢,所以30岁左右的年轻白领出现高脂血症者并不罕见,还呈逐年上升趋势。

按照中医学理论,将高脂血症分为下列证型。

(1)脾虚湿阻型:症见形体肥胖,倦怠乏力,中脘痞满,腹胀纳呆,痰多,口中黏腻,舌淡体胖,边有齿痕,苔白腻或白滑,脉细缓。治以健脾化湿,药用香砂六君子汤、苓桂术甘汤、五苓散等方药加荷叶、藿香、佩兰等芳香化湿药物加减。

(2)肝郁脾虚型:症见头目眩晕,胸闷胁胀,情绪抑郁,健忘失眠,腹胀便溏,气短乏力,肢体麻木,舌质淡或黯,苔白腻,脉弦滑。治以疏肝健脾,药用逍遥散加减。

(3)气滞血瘀型:症见眩晕较剧或头痛剧烈,胸胁胀满,心胸闷痛或绞痛,便秘腹胀,食欲减退,胁下痞块刺痛拒按,舌紫暗或见瘀斑,脉弦涩。治以理气活血,药用血府逐瘀汤加减。

(4)气虚血瘀型:症见神疲乏力,心悸气短,胸痛,手足麻木,皮肤干燥,毛发不荣,舌暗,脉细涩或沉涩。治以益气活血,药用黄芪、柴胡、葛根、当归、川芎、桃仁、红花、赤芍、丹参、地龙、何首乌、枸杞子、海藻、水蛭等。

(5)痰瘀内阻型:症见形体肥胖,身重乏力,头晕头胀,胸闷或痛,脘痞肢麻,舌胖紫或有瘀点,苔滑腻,脉弦滑。治以祛痰化瘀,药用柴胡疏肝散和导痰汤加减。

（6）肝肾阴虚型：头晕目眩，失眠多梦，耳鸣健忘，咽干口燥，腰膝酸软，五心烦热，舌红少苔，脉细数。治以补益肝肾，药用六味地黄丸或知柏地黄丸或左归丸加减。

（7）脾虚瘀阻型：症见眩晕，头痛，失眠，肢麻，腰膝酸软，神疲，腹胀，纳呆，心悸，舌暗淡或有瘀斑或舌体胖大或舌边齿痕。治以运脾化瘀，调气活血，药用苍术、黄芪、生蒲黄、丹参等。

（8）胃腑实热型：症见形胖体实，大便秘结，消谷善饥，喜食厚味，口苦，口渴欲饮，舌红苔黄厚腻，脉弦有力。治以通腑泄浊，药用大黄、何首乌、虎杖、决明子、枳实等。

·调脂功效显著的单味中药有哪些？·

除中医复方辨证治疗外，单味中药的降脂效果也很显著，且服用方便，更能为患者所接受和持续治疗。

（1）黄芪：性味甘温，归脾、肺经，具有补气升阳、益卫固表、利水消肿等功效，对纠正和改善因气虚、脾气不升等引起的痰瘀内阻之高脂血症有疗效。

（2）绞股蓝：多年生草质藤木，又称"七叶胆""五叶参"等，喜阴湿温和的气候，故性味苦、甘、寒，主入脾、肺经，既善健脾益气，又能理气活血，对证属脾虚气滞、脾虚肝郁湿阻之血脂异常疗效显著。

（3）大黄：具有泻下攻积、活血化瘀、清热泻火等功效，对血热妄行之出血症、瘀血证等有良效，大黄通过清热泻下的功效，抑制脂类物质的吸收，从而达到降脂效果。

（4）决明子：味甘苦而性凉，为清热泻火药，可清肝热、益肾阴，泻肝火、平肝阳。能显著改善高脂血症患者的血脂水平，调节脂质紊乱，减少动脉硬化的发生。

（5）川芎：辛温香燥，走而不守，上行巅顶，下行血海，可活血行气、理气止痛，对气滞血瘀之证疗效佳。川芎中的有效成分川芎嗪可抑制胆固醇、三酰甘油的吸收,降低血脂水平。

(6)蒲黄:味甘、微辛,性平,归心、肝经。既能活血,又能止血,且能化瘀止痛、利尿通淋,可治血瘀心腹疼痛,祛除血中瘀浊,具有降脂、调脂的作用。

(7)郁金:辛、苦、寒,具有活血止痛、行气解郁、清心凉血等功效,用于胸胁刺痛,胸痹心痛,热病神昏等,对于肝郁血瘀型的高脂血症有良效。

(8)葛根:味甘、辛,性凉,具有解肌退热、生津止渴、升阳止泻等功效,高脂血症症见脾虚泄泻、燥热烦渴者,可予此药,且葛根富含淀粉类物质,可用于制作药膳。

(9)银杏叶:归心、肺经,具有活血化瘀、通络止痛、化浊降脂等功效,治疗胸痹心痛、肺虚咳喘、高脂血症等,银杏叶除入煎剂外,也可泡服代茶饮,服用较为方便。

单味中药治疗高脂血症虽然方便,但服用之前仍应请专业中医师进行辨证指导,切忌自行用药而延误病情。

· 中医除了中药内服外,还有哪些方法治疗高脂血症? ·

(1)针刺:针刺作为一种传统的中医疗法,治疗高脂血症有一定的临床疗效,同时具有安全无不良反应、价格低廉等优势。

针刺治疗高脂血症的选穴十分丰富,以胃经、脾经、任脉、膀胱经和心包经的特定穴为主,主穴取双侧内关、足三里、丰隆、三阴交。内关为手厥阴心包经腧穴,有宁心安神、调理脾胃、理气止痛的作用;足三里、丰隆为足阳明胃经腧穴,有健脾和胃、燥湿化痰、升发胃气的作用;三阴交为足太阴脾经腧穴,又为足太阴、足少阴、足厥阴三经交汇处,有健脾益血、调补肝肾的作用。以上四穴相配伍,可调理心、肝、脾、肾的生理功能,从而调节血脂。

（2）艾灸：艾灸作为中医传统养生保健的方法之一，具有温通经脉、调整脏腑功能的作用。

高脂血症发病是一个复杂的过程，可与多种疾病或症状相伴而生，艾灸调治血脂也是一个复杂的过程，可能会产生一系列联动效应，在血脂降低的同时，患者的心功能以及肝、肾功能也会朝着有利于机体健康的方向发展。

艾灸本身"生温熟热"的纯阳之性正对高脂血症痰瘀互结、阴邪为患的发病机制。《本草纲目》云："艾叶生则微苦太辛，熟则微辛太苦，生温熟热，纯阳也。"《本草正要》云："艾叶，能通十二经脉，而尤为肝脾肾之药。"可见艾叶的归经与高脂血症发病所涉及的脏腑相契合，其本身温热纯阳之性也符合温化痰饮、温运血行的要求。

艾灸神阙穴，可培本固元、温补脾肾。艾灸三阴交，能激发肝、脾、肾三脏功能，把身体里多余的痰浊、脂质排出体外。气虚痰阻型加丰隆，以加强清化痰浊的作用。阴虚阳亢型加太溪，可以有效地滋阴益肾潜阳。脾肾阳虚型加关元，培元固本，补益下焦，可以从根本上祛除高脂血症形成的病理基础。

（3）穴位埋线：穴位埋线是在针灸经络腧穴理论的指导下，将医用羊肠线埋入相应穴位而产生一系列治疗效应的一种方法，属中医外治法之一，羊肠线埋入体内一定的穴位具有相对持久的穴位刺激作用，可达到疏通经络、调节脏腑阴阳、扶正祛邪的目的。对各种慢性顽固性疾病可以长期持久作用，同时该方法简便易行，具有速效和续效双重作用。该疗法的临床应用日趋广泛，所取得的临床疗效也颇令人满意。

穴位埋线疗法的整个操作过程包括了穴位封闭疗法、针刺疗法、刺血疗法、组织疗法，同时也包含了埋针效应及后作用效应。多种方法和效应集中、整合起来，形成了穴位埋线独特的治疗效果。

埋线后,羊肠线在体内软化、分解、液化和吸收的过程,对穴位产生的生理、物理及生物化学刺激可长达20日或更长时间,其刺激感应维持时间是任何针刺方法所不能比拟的,从而弥补了针刺时间短、疾病痊愈差、易复发及就诊次数多等缺点,具有其独特的临床实用价值。

(4)拔罐:在相关经络穴位区域进行拔罐治疗,可以直接祛除风寒湿火,瘀滞痰毒,疏通经络气血,扶正祛邪,调和阴阳,改善体质和代谢水平。

穴位选择脾俞、肝俞、足三里、太冲。脾俞为脾的背俞穴,足三里为胃的下合穴,两者相配可健脾利湿,增加脾胃的运化功能;肝俞、太冲调理气机,可促进气血运行。

(5)耳穴:耳穴贴压是对耳穴的机械刺激,通过神经末梢传到大脑皮层的相应区域,从而减弱或抑制了原有的病理兴奋灶,使大脑皮层的兴奋与抑制趋于平衡,从而获得疾病的痊愈或好转。耳穴的脾、胃、肝、肾、心等穴区,有滋肾养肝、理气活血、化痰祛瘀的作用。耳穴贴压可以推动气血的运行,祛痰、活血、化瘀,恢复血运的正常状态,从而加强降脂疗效。

治疗方法:选取耳穴后取王不留行籽贴于胶布,用止血钳夹持之敷贴于耳穴,贴紧后加压,感到局部有酸麻胀痛或发热感。每日晨起、睡前各按压1次,用拇指、示指对压按至发红或有酸麻胀痛感,按压时聚精会神,心无旁骛,安静环境下5~10分钟均可。

耳穴贴压方法简便、安全,一般无不良反应,便于患者长期坚持治疗,临床操作简便,尤其适合在社区老年人中推广。

需要指出的是,以上治疗手段操作时具有很强的专业性,想要尝试的高脂血症患者,请到正规医院中医科,由专业中医师实施治疗,切勿自行操作。

·传统养生功法对高脂血症患者有什么好处?·

八段锦、太极拳、五禽戏等传统养生功法蕴含了中医学的保健理念,强度适宜,锻炼不受场地限制,适合老年人进行锻炼,长期坚持,对改善脂质代谢有非常明显的效果。

(1)八段锦:八段锦是国家体育总局向全国乃至世界推广的身体锻炼方法,是中医养生与治疗的一部分。八段锦简单易学,不仅能够调心、调息、调形,改善气血运行,调节脏腑功能,而且能够低强度、保持长时间有氧运动。

八段锦中的"两手托天理三焦、两手攀足固肾腰",通过激发人体生命活动的原动力(元气)和增强神经系统的调节功能及各个组织脏腑的生理功能来补肾固精,延缓肾气虚衰,从而起到防治高脂血症的作用。八段锦中的"调理脾胃臂单举"由于两手交替一手上举一手下按,上下对拔拉长,使两侧内脏和肌肉受到协调性牵引,特别使肝、胆、脾、胃等脏器受到牵拉,从而促进胃肠蠕动,增强消化功能。从而使湿浊排出体外,延缓高脂血症的发生。八段锦中的"摇头摆尾去心火、背后七颠百病消"不仅可以舒畅全身气机,增强肺气,还有利于气血运行,并能增强全身筋骨和肌肉力量,加强全身神经的调节等诸多作用,来延缓和防止高脂血症的发生。八段锦中的"左右开弓似射雕"对上、中焦内的各脏器尤其是心肺给予节律性的按摩,可增强心肺功能,从而使气血运行更加有力,能延缓和防止高脂血症的发生。八段锦中的"五劳七伤往后瞧"可改善头颈部的血液循环,有助于解除中枢神经系统的疲劳,并增强和改善其功能,使由于精神刺激所造成的神经功能紊乱、气血失调得到纠正,延缓和防止高脂血症的发生。

八段锦集调心、调息、调形于一体,通过使形、神、呼吸有机的融合在一起,充分调动人体的内在潜能,从而益气强身,调畅气血,提高机体对物质的吸收、代谢、转化和排出的能力，维持健康水平。

（2）太极拳：在众多的传统养生练习方法中，太极拳形、意、气共同修炼，使其健身价值日益突显。太极拳运动不仅动作舒缓，可以疏通经络，调理脏腑，而且不受场地、器械等的局限，所以特别适合于中老年人健身。太极拳运动属于中小强度有氧运动，长期练习可促进血液循环，有助于改善血脂紊乱，改善心肌供氧及心肌收缩力，防止动脉粥样硬化，降低心血管疾病发生的风险，改善生活质量。

太极拳宜从低强度开始，循序渐进，必须持之以恒，才能保持运动效果，配合饮食控制，达到改善高脂血症患者脂代谢紊乱的目的。

（3）五禽戏：五禽戏最早被记载于南北朝陶弘景的《养性延命录》中，相传是东汉名医华佗把人体运动和动物的形态动作完美而形象的结合编创的一套健身术。正如华佗所说"体有不快，起作禽之戏，怡而汗出，因以着粉，身体轻便而欲食"。五禽戏以通过模仿虎、鹿、熊、猿、鸟5种动物的活动特征，能调整人体阴阳，疏通经络，和畅气血，起到增强体质、祛病延年的作用。

五禽戏强调修身修心的养身理念，以自身形体活动、呼吸吐纳、心理调节相结合为主要运动形式，动静双修，练养相兼。要求身体姿势蕴涵前俯、后仰、侧屈、拧转等不同的运动方位，牵拉上、下肢各关节韧带和肌肉，尤其是对平时不太运动的关节、部位进行锻炼。根据五禽秉性，功理上突出中医脏腑、经络学说，既有每一戏的特定功效，又有整体的健身作用。

需要强调的是，患者应在体育教师或医师指导下练习以上所介绍的功法，以免发生运动伤害。

（刘丽佳）

第五章 单纯性肥胖

第一节 经典病例

·病例摘要·

患者,李某,男,31岁,办公室白领。近1年内体重增加16 kg。平素喜食肥甘厚味、吸烟、饮酒、久坐不动。曾经有节食减肥2个月,体重减轻至80 kg,期间出现头晕、精神不振、胃痛等诸多不适,然而1个月后体重反弹至90 kg。既往体健,否认高血压病、糖尿病、甲状腺疾病等病史。

·检查·

1. 体格检查 体型丰满,身高(178 cm),体重(96 kg),BMI(30.3 kg/m²)。腰围(102 cm),臀围(110 cm),腰臀比(0.93)。

2. 实验室检查及其他辅助检查

(1)血糖:空腹血糖(4.9 mmol/L)。

(2)血脂:胆固醇(5.9 mmol/L),三酰甘油(3.01 mmol/L),高密度脂蛋白(0.95 mmol/L),低密度脂蛋白(3.19 mmol/L)。

(3)血常规、甲状腺功能、性激素:正常。

(4)头颅CT:正常。

·诊断·

单纯性肥胖(轻度),向心性肥胖。

· 治疗 ·

1. 治疗方法　行为矫正、膳食疗法、运动、药物治疗、针灸治疗。

2. 治疗经过　设定减肥目标，3个月内减轻5%的体重，即4.8 kg。坚持写食物日记并记录活动情况，每周自称体重。限制热量，每日1 300～1 500 kcal，减慢进食过程。增加体力活动，建议每周进行3次连续30分钟的中等强度运动，如快步走。3个月后患者未达到预期目标，加用药物治疗及针灸治疗。

· 结果 ·

治疗3个月后，患者体重稍有反弹，保持在90 kg左右。

· 预后 ·

1. 预后预期　一般而言，BMI越大，心血管疾病病死率越高。对于重度肥胖患者尤其如此。除了病死率外，和体重正常的人相比，向心性肥胖的患者更容易患高血压病、高胆固醇血症、糖尿病、痛风、脑卒中、骨关节炎、哮喘等疾病。而减轻体重可以降低此类疾病的发病率。体重每减轻1 kg，血压大约可以下降1 mmHg。同时，持续性肥胖不仅直接升高血压，而且还会干扰降血压药物的效力，导致高血压病更加难以控制。

2. 随访意见　本次减重成功后，要求继续保持每周2～3次的中等强度的运动习惯，并且每日饮食热量控制在1 500 kcal左右，每周的总热量控制在9 000 kcal左右。

3. 随访结果　距初诊6个月后，患者体重减到88 kg。检查BMI（27.8 kg/m²），腰围（93 cm），臀围（108 cm），腰臀比（0.86）。复查血脂：胆固醇（4.47 mmol/L），三酰甘油（2.97 mmol/L），高密度脂蛋白（1.83 mmol/L），低密度脂蛋白（3.08 mmol/L）。患者BMI、腰臀比均下降，但仍旧属于超重人群。

第二节　病例剖析

一、肥胖的历史

随着社会的飞速发展,生活水平的不断提升,肥胖作为健康问题越来越受到人们的关注。

早在2 500多年前,希波克拉底时代的医学界就已经认识到超重和肥胖与人类的寿命相关。但古希腊和古埃及人并不认为肥胖是一种疾病,正如希波克拉底写道:"肥胖不是一种疾病,但肥胖是其他疾病的先兆。"

《说文解字》对"肥胖"两字各有解释。"肥,多肉也。从肉从卪。胖,半体肉也。一曰广肉。"中医学认为,肥胖之肉,在五行属土,由脾所化生。《素问·阴阳应象大论》云:"中央生湿,湿生土,土生甘,甘生脾,脾生肉。"肉属土类,由脾所生土太过亦将至肉太过,肉太过则为肥胖。《中华人民共和国国家标准》中医临床诊疗术语疾病部分对肥胖的解释是因嗜食肥甘,喜静少动,脾失健运,痰湿脂膏积聚。以形体发胖超乎常,并伴困倦乏力等为主要表现的形体疾病。

我国现存的最古老的中医理论专著《黄帝内经》根据体型将人分五种,分别为肥壮人、瘦人、肥瘦适中、壮士和婴儿。其中肥壮人就包括肥胖,《黄帝内经》又将肥胖分三种类型:膏人、脂人和肉人。《灵枢·卫气失常》中对这三种类型肥胖的区别进行了详细的描述。

《灵枢》中将肌肉丰厚坚实、皮肤丰满的归为脂人。脂类型的人被认为血清稀、气滑利而且少,肌肉则坚实,所以与一般人相比,脂人身形不大。

膏人肉不丰厚坚实、皮肤松弛。通常膏类型的人,多阳气充盛,皮肤宽纵弛缓,腹部肌肉松软下垂;且因为阳气和一般人相比更充足,所以身体往往偏热，比一般人更耐寒。

肉类型的人身体则宽大，皮肉紧紧相连在一起，阴血偏盛，能很好充养肌肉形体，在三型之中气质平和。

除此之外，还对膏人和脂人身体的寒温做了阐述。膏人肌肉濡润，如果皮肤腠理粗糙，卫气不易收藏，所以身体往往多寒；若膏人的皮肤腠理细腻，卫气不易外泄，故体质可能多热。脂人肌肉坚实，如果皮肤腠理致密的，卫气容易收藏于体内，所以身体多热；如果皮肤腠理粗疏的，则卫气容易外泄，故身体多寒。

一般人的皮、肉、脂、膏都比较均匀，血与气也能保持平衡，没有偏多或不足的情况，所以他们的身形不大不小，身体各部位都非常匀称，这就是一般人的情况。

以上是我国现存最早的古代医家对"肥胖"的认识。虽然和我们现代对肥胖的认识不完全相同，但仍旧有重要的指导意义。古代由于受时代和技术的限制，生产技术和我们当下相比不可同日而语。或许因为过去物资匮乏，在饥荒、瘟疫中幸存下来的人类，温饱都成问题，没有多余的能量转化为脂肪储存，所以不论是欧洲还是中国，在历史某一个时间段里，一度以丰腴为美。只有权贵无须担心温饱问题，正所谓"朱门酒肉臭，路有冻死骨"。在食物相对匮乏的时代，丰满、肥硕的形象，代表着财富与地位。所以无论是西方还是东方，王公贵族们在画像里都是腰圆膀粗，这一点可以从各类留存于世的东西方画作中找到佐证。

以胖为美的审美观在特定的时代是有经济和社会基础的。随着历史巨轮不断向前滚动，生产水平的提高，人们不必再担心食物数量而有能力追求食物质量的本世纪初，人们也终于正视肥胖是一种疾病，而不再被现代人认为是正常的。如今肥胖已经被认为是一种全球性的流行病，一种慢性疾病，成人、青少年和儿童的患病率都在不断上升。

二、知识问答

（一）肥胖概述

·什么是正常人体的能量消耗？·

人体从饮食中摄取的营养物质包括碳水化合物、脂肪、蛋白质、微量元素、水及维生素等，其中碳水化合物、脂肪和蛋白质是人体的主要能源。人体将这些能源转化成能量的过程称为能量消耗。人体每日总能量消耗分为三个部分：基础能量代谢、食物生热作用和身体活动能量消耗。

其中基础能量代谢决定了人体能量最基本的需要量，也就是在基础状态下维持人体正常运转所需要的最少能量，占据了每日能量需要的60%～75%。食物生热作用受到每日进食量的影响，身体活动能量消耗与每日活动量相关，与前两个指标相比，基础能量消耗每天变化很小，更加稳定，所以把基础能量作为是区分不同人之间能量需要的重要指标。基础能量是通过基础能量代谢率即人体每分钟的基础能量消耗计算得到的。

基础能量代谢率是指在中性温和的环境中（20～25℃），清晨醒来，人体处于消化吸收后的状态（即消化系统处于非活动状态，需要至少隔夜12个小时禁食），正常呼吸并完全放松（平躺，没有任何外部肌肉运动）时人体每分钟消耗的能量。

人体在消耗能量的过程中，超过半数的能量迅速转化成为热量用来保持我们的人体温度，使我们不觉得寒冷。剩下不到50%的能量作为"自由能"可以满足我们的日常能量需求。每一次心跳、每一次眨眼、每一次呼吸，身体每一个功能的运作都需要消耗能量，人体的能量需求源于消耗的能量的需要。总能量平衡时，能量摄入（比如饮食摄入）和能量消耗（总能量消耗）达到平衡，人体处在一个稳定的状态，即可以满足能量消耗补给的需要，即能量平衡是一种动态平衡。然而能量失衡时，比如能量摄入过多，会导致生长速度减缓、体重增加、脂肪堆积，甚至增加诸如冠心病、糖尿病、脑卒中、肥胖等一系列疾病发生的风险。另外很多疾病会影响机体的能量代谢，如哮喘、慢性阻塞性肺疾病、气胸、上呼吸道感染、发热、恶性肿瘤、甲状腺功能亢进症、糖尿病、高血压病和肾脏疾病等。

·什么是超重和肥胖？·

超重是指体重过量，而肥胖是指脂肪过量。肥胖是身体成分发生了变化，身体成分是指人的所有组织器官的总成分，它的单位就是体重，分成脂肪和非脂肪两种成分。前者称为脂体重（或称肥体重），后者称为去脂体重（或称瘦体重）。当饮食过量导致体重增加时，约75%的多余能量会以脂肪的形式储存，而其余25%则以去脂体重的形式储存。每日总能量消耗和基础能量消耗都与去脂体重有很强的关系。而人与人之间的能量消耗差异大部分是由去脂体重的差异导致的。

·肥胖的分类有哪些？·

（1）单纯性肥胖：是指由于能量摄入超过能量消耗而引起的肥胖，而非由于其他疾病，或者医疗的原因引起的肥胖。单纯性肥胖是不同于继发性肥胖的一种特殊疾病。

在所有肥胖者中，99%以上是单纯性肥胖，其病机制尚不明确。可以确定的是，但凡可以导致能量摄入多于能量消耗的因素，都有可能引起单纯性肥胖。这些因素包括遗传因素、社会心理因素、摄入过多、体力活动过少等。脂肪细胞的数量增多和脂肪细胞的体积增大是单纯性肥胖的主要病理改变。根据肥胖的病理改变，单纯性肥胖又可分为两类，一类是增生性肥胖，另一类是肥大性肥胖，两者都由于细胞内脂肪过多的堆积导致细胞体积变大。而增生性肥胖的脂肪细胞不仅仅体积变大，而且脂肪细胞的数目也有所增多；而肥大性肥胖只有脂肪细胞体积增大，而脂肪细胞的数量变化不大。

不过，目前也有许多学者认为单纯性肥胖实际上还是由某种疾病或者某些功能紊乱引起的，但由于目前医学对其认识不足，所以还缺乏发现疾病的手段和依据。肥胖可能会引起许多疾病，同时肥胖也是许多疾病的临床表现。不同原因造成的肥胖，需要不同的治疗方法。

（2）继发性肥胖：是指由某种疾病引起的体重增加。而引起肥胖的某种疾病被称为原发性疾病。在所有肥胖者中，继发性肥胖不到1%。主要的原因有下列几种。

1）神经内分泌性肥胖：这是一类由神经—内分泌系统疾病引起的肥胖，实际上是内分泌失调导致的结果。引起成年人继发性肥胖的内分泌疾病主要是皮质醇增多症和甲状腺功能减低症；而在儿童，继发性肥胖则主要是下丘脑疾病造成的，如下丘脑部位长了肿瘤等。还有一种好发于中年男性的叫作胰岛素瘤的病，患者胰脏中长了瘤，不停地分泌胰岛素，使患者经常处于低血糖的状态，不得不经常、大量地吃东西，从而引起肥胖。一些早期糖尿病患者的情况与此相同，他们体内有高胰岛素血症，总是感到饥饿难忍，不得不多吃食物从而造成肥胖。这些都属于神经内分泌性肥胖。

2）伴有肥胖的遗传综合征：有些综合征可伴有肥胖，比如肌张力智力低下—性功能减退—肥胖综合征和色素视网膜炎—性功能减退—多指畸形综合征，这两类患者就常伴有肥胖。这些遗传综合征除了肥胖以外，还会伴有其他异常，如发育迟缓、性功能不全、肢体畸形、智力低下等表现。

（3）医源性肥胖：有些患者既没有引起肥胖的原发疾病，也不是单纯性肥胖，他们的肥胖是服用了某些药物所引起的，一般把这种肥胖叫作医源性肥胖。能够引起医源性肥胖的药物包括糖皮质激素（可的松、泼尼松或地塞米松等）、酚噻嗪、三环类的抗抑郁药物、胰岛素等。另外，颅脑手术如果影响到下丘脑，也可以引起肥胖。由于医源性肥胖的原因很明确，所以有人把医源性肥胖也归入继发性肥胖之内。

继发性肥胖患者一般都会有原发性疾病的表现，或是有相关的服药或手术治疗的历史。一般情况下，引起继发性肥胖的原发性疾病会有一些表现，根据患者的描述，医生会根据专业进行分析和判断，从而选择一些辅助检查帮助进行诊断，如血糖检测、胰岛素检测、性激素检测、甲状腺功能检测、超声或CT检查等。大部分继发性肥胖在原发疾病得到治疗和控制后，体重也会明显减轻，而本文主要讨论单纯性肥胖。

·哪个年龄段容易发生肥胖？·

肥胖可以发生在任何年龄。但男女之间，哪些时间段更容易发生体重增加，是存在一些差异的。按照发病年龄的不同，可以把单纯性肥胖分为幼年起病型肥胖以及成年起病型肥胖。其中幼年起病型肥胖都是以脂肪细胞数量增加为特点的增生性肥胖，并且患儿脂肪细胞的数量一生都难以减少。青春期起病的青少年多为增生肥大性肥胖，他们的脂肪细胞数量多，而且体积又大。而这些人的减肥的困难程度介于幼儿和成人之间。而成年起病型肥胖则以肥大性肥胖为主，理论上讲，减肥相对比较容易。也有一少部分成人是增生性肥胖。

青春期开始时，男性肌肉增多而脂肪减少，而女性的体脂相对于肌肉量是增加了，这样的脂肪分布的差异从青春期开始持续一生。随着年龄的增加，在内分泌激素的变化下，男性的体内脂肪随着年龄增加，所以可见男性中年发福较女性更常见。对于女性，在绝经之后，也由于体内性激素的变化而出现脂肪相对地快速增加。

（二）肥胖的检查与诊断

·如何判断肥胖和超重？·

以李先生为例，其身高1.78 m，体重96 kg，按照公式计算后，BMI为30.3 kg/m²。治疗前腰围102 cm，臀围110 cm，腰臀比0.93，按男性标准属于向心性肥胖。

作为一种具有全球性、流行性的慢性疾病，医生已经找到一种简单易行的筛查方法：BMI、腰围和危险因素的评估。在实际操作中，医生通过测量身高、体重和计算BMI来筛查超重和肥胖。对于肌肉非常发达的运动员或健身者，BMI可能会高估其肥胖程度。相反会低估哪些随着年龄增长肌肉量减少的老年人。但BMI容易测定、结果可靠，是目前最实用的方法。

世界卫生组织把BMI ≥ 30 kg/m²的人群定义为肥胖人群，把BMI ≥ 25 kg/m²人群定义为超重，然而超重和肥胖的定义因种族而异，所以在针对在亚太地区的指南中，将肥胖定义为BMI ≥ 25 kg/m²。在中国，BMI在24～28 kg/m²者定义为超重；BMI等于或超过了28 kg/m²者定义为肥胖（表5-1）。

表5-1 肥胖的定义标准

	WHO/NIH标准	中国卫生部疾控司（2003年）
体重过低	<18.5 kg/m²	<18.5 kg/m²
正常体重	18.5～24.9 kg/m²	18.5～23.9 kg/m²

续　表

	WHO/NIH标准	中国卫生部疾控司（2003年）
超重	$25\sim29.9\ kg/m^2$	$24\sim27.9\ kg/m^2$
肥胖	$\geqslant30\ kg/m^2$	$\geqslant28\ kg/m^2$

对于超重和肥胖的成人，除了测定BMI，还需要测量腰围以评估腹型肥胖（向心性肥胖）。腰围指的是经脐点的腰部水平围长，是反映脂肪总量和脂肪分布的综合指标。世界卫生组织推荐的测量方法是：被测者站立，双脚分开25～30 cm，体重均匀分配，取被测者髂前上棘和第十二肋下缘连线中点，水平位绕腹一周，皮尺应紧贴软组织，但不压迫，测量值精确到0.1 cm。

根据2002年4月国际生命科学学会"中国肥胖问题工作组"，对我国21个省市地区人群BMI、腰围、血压、血糖、血脂等24万人的相关数据汇总分析，并据此提出衡量中国成人肥胖的标准：$BMI\geqslant28.0\ kg/m^2$属肥胖；若男性腰围$\geqslant85\ cm$或女性腰围$\geqslant80\ cm$则属于腹型肥胖。

在讨论肥胖时，常常还会遇见"腰臀比"这个名词。顾名思义，腰臀比是指腰围和臀围的比例（表5-2）。

表5-2　腰臀比

	性　　别	非向心性肥胖	向心性肥胖
腰臀比＝$\dfrac{腰围\ cm}{臀围\ cm}$	女性	<0.8	$\geqslant0.8$
	男性	<0.9	$\geqslant0.9$

向心性肥胖又称腹型肥胖、内脏型肥胖、雄性肥胖、男性型肥胖。此类肥胖患者发生心脏病、糖尿病、高血压病、血脂异常和非酒精性脂肪肝的风险较非向心性肥胖者有所增加。可根据BMI及腰臀比判断是否为向心性肥胖（图5-2）。

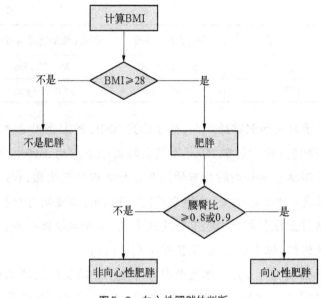

图5-2　向心性肥胖的判断

·肥胖患者在什么情况下该去医院就诊？·

　　李先生的BMI结果属于肥胖，并且已经对自身健康造成影响，多项血脂指标超出正常范围，那应该去医院就诊。

　　单纯性肥胖的原因是能量摄入量长期超过能量消耗。因此，维持能量摄入和能量消耗的负平衡是科学减肥的基本思路。人体每日能量消耗包括基础代谢、体力活动和食物热效应等。其中体力活动能量消耗变动较大，同时运动可提高机体基础代谢水平。

　　一般情况下，肥胖的人比正常体重的人更加容易发生糖尿病、心血管疾病、肿瘤和其他众多健康问题。同时就寿命而言，肥胖者要比正常体重者的寿命短。所以，将体重控制在正常范围是非常重要的。

（三）肥胖的治疗

·什么是最好的减肥方式?·

针对李先生的肥胖情况,主要以纠正生活方式、改善饮食结构、增加运动这三方面综合入手。因为减肥最基本的原理:减少摄入,增加消耗。简而言之,少吃、多动。最好是减肥方法是双管齐下,没有其他捷径。

目前的研究已经对各种各样的膳食治疗进行了比较,其中包括低碳水化合膳食、平和低热量膳食、分量控制膳食、低脂饮食、地中海膳食、高蛋白质膳食等。结果证明,如果持之以恒,无论何种形式膳食治疗,只要"减少热量摄入",并且达到"摄入能量小于消耗能量"的负平衡,都可以实现体重减轻的效果,相互之间并无优劣之分。

体育锻炼也是同样有效的减肥方式。你可以选择散步、跳舞、家务劳动,甚至只是坐着挥舞手臂。但凡能增加热量消耗的活动,只要达到一定数量,都能起到减肥的效果,关键在于是否能坚持规律、有效地进行这些体育锻炼。

目前公认有氧运动是最有效的减肥方法之一。遵循循序渐进原则,采用以中等强度为主的中低强度运动,以器械训练、游泳、快步走等项目为主,每日训练均在教练的指导和监督下进行。以为期4周的运动计划为例中,前2周以准备和适应为主,以使受试对象尽快恢复心肺适应能力,并消除体内多余的水分,为进一步减肥打基础。第3周开始适当增加大肌肉群的力量性训练(以器械训练为主),以增强受试对象的心肺功能,增加肌肉块,提高基础代谢率,达到增加能量消耗的目的。以抗阻力训练为主的器械训练配合有氧运动更有利于减肥,原因可能是器械健身不仅单位时间能量消耗较高,而且比有氧锻炼更能刺激肌肉的增长,而肌肉比脂肪消耗更多能量。

· 除了生活方式的干预，有什么其他治疗手段能帮助减肥？·

李先生在生活方式干预后体重明显减轻，但离目前体重仍旧有差距。所以在原治疗的基础上增加了针灸治疗，并收到了较好的效果。在肥胖的治疗方法上，首选治疗方法是启动综合性生活方式改变计划。在针对体重减轻情况不尽如人意的肥胖患者，我们有药物治疗和手术治疗。但是这些治疗并不是适用于所有肥胖患者。并且使用这些治疗手段，需要在专业医生的指导下进行。

首先药物治疗不能治愈肥胖，用药后达到最大治疗效果时，体重减轻会停止，当药物治疗中断，预计体重将会上升。根据我国肥胖治疗有关指南，有以下情况者可以考虑使用药物辅助治疗。

BMI ≥ 28 kg/m^2，并且经过3～6个月严格执行单纯控制饮食和增加活动量的治疗方案后仍不能减重5%，甚至体重仍有上升趋势的肥胖患者可以考虑使用药物辅助治疗。

BMI ≥ 24 kg/m^2，合并高血糖、高血压病、血脂异常和脂肪肝；合并负重关节疼痛；因肥胖引起呼吸困难或阻塞性睡眠呼吸综合征者。

但对于儿童、孕妇、哺乳者，对所用药物已知有不良反应的，正常服用一些特殊药物的，或用于美容目的都不适宜使用药物减重。

就手术治疗而言，根据欧美肥胖治疗指南，对于BMI ≥ 40 kg/m^2，且通过饮食、运动和药物治疗失败的肥胖患者，建议进行减肥手术。根据中国肥胖外科治疗指南（2007年版），BMI ≥ 32 kg/m^2，合并高血压、糖尿病、血脂异常和睡眠呼吸暂停综合征的个体，如果饮食、运动和药物治疗失败的，并且手术的预期获益超过手术相关费用、风险及副作用的情况下，经过专科医生评估后绝对适宜手术者，建议进行减肥手术。

超重和肥胖的人必须要认清的现实是：无论是药物还是手术，都无法替代饮食治疗和体育锻炼。对于接受了这些治疗的肥胖患者，他们仍旧需要改变他们原先的饮食和活动方式。

· 减肥药物是如何产生作用的？ ·

李先生在启动综合性生活方式改变计划后3个月内，减肥效果不理想，故加用了减肥药物。

减肥药物是通过抑制食欲或抑制食物吸收来达到减肥的效果。目前在全球范围内正式获准临床应用的抗肥胖药物仅有两类药物：去甲肾上腺素能药物、酯酶抑制剂。前者通过抑制食欲并诱导饱腹感实现减重效果；后者通过减少饮食中的脂肪吸收从而达到减重的目的。需要说明的是，目前在国内仅脂酶抑制剂奥利司他属于非处方药物，去甲肾上腺素能药物尚未在国内获批用于抗肥胖治疗。奥利司他在使用过程中可能导致严重的肝损伤；去甲肾上腺素能药物素的减重剂量常对心血管有不良影响，可导致心动过速、血压增高等表现。因此抗肥胖药物需要在医生的指导下使用。

· 什么是减重手术？手术治疗如何起作用的？ ·

李先生BMI没有超过40 kg/m²，并且再加用了减肥药物后效果理想，所以没有进行减重手术。

减重手术按照原理可以分为限制摄入型手术和减少吸收型手术。前者通过缩小你的胃，增加饱腹感，让你减少进食从而减少摄入的热量，达到减重的目的。后者通过改变食物在消化道内的路径达到减少热量及营养的吸收。其他还有改变大脑和胃之间的神经传导信号，让你不易感觉到饥饿。

如上所述,减重手术仅仅适合以下人群: BMI ≥ 40 kg/m² 或者 BMI介于35～39.9 kg/m²,合并其他健康问题,如糖尿病、心脏病、高血压病等。

·是否能快速减轻体重?·

关于体重减轻速率的问题,很多肥胖患者和李先生一样希望能快速减轻体重。而体重减轻速率与个体的能量摄入和能量需求之间的差值之间相关。减少热量摄入,使其低于消耗,这能实现可预见的体重减轻的初始速率。换而言之,当你摄入能量不足以满足自身能量需求,即当能量摄入−能量需求≤0,且负值越小,身体会开始消耗自身储存能量来弥补这个差值。

然而,预测个体的体重减轻存在一定困难,这是因为初始身体组成、依从性和能量消耗方面存在明显的个体差异。例如,记录进食食物的热量情况,大多数体重正常的人会少报告其所进食食物的10%～30%,而超重的人则会少报告30%甚至更多。另外,能量的需求还受到情绪、性别、年龄和遗传因素的影响。如当你心情烦躁时不太容易感到饥饿感,而减少了主动进食的次数和进食量。身高体重相仿的男女,在同样的饮食条件下,男性要比女性减轻更多的体重,原因是因为男性的体脂百分比低,拥有更多肌肉的他们,比体型相仿的女性,在同等条件下能消耗更多的能量。人类的基础代谢速率每年长10岁,约下降2%(约100 kcal/10年)。所以,年龄较大的人的能量消耗更低,所以其体重减轻的速度要比年轻人慢。

·什么是减肥过程中的平台期?·

本病例中,李先生在接受治疗后的第2个月就出现了平台期,即在治疗过程中体重不再减轻,这就是所谓的平台期。或者在减肥过程中体重减轻的程度不明显也是平台期的表现。这通常发生在3～6个月后。

体重的减少需要能量的摄取少于能量的消耗。但是这一简单直接的学说并没有将其他变量,如生长激素、生殖激素等分泌的调节作用考虑在内。在能量摄入和能量消耗之间存在一种反馈机制,这种机制倾向于维持体重。平台期产生的原因是因为身体逐渐适应了新的能量摄入与消耗的平衡,重新调整了能量需求值。当我们摄入的能量不变,而身体需求的能量减少,那么能量摄入和能量需求之间的差值变小,从而减少了体重的持续减轻,当两者之间的差值为零时,那么体重就停止减轻。能量摄入和消耗之间的这种反馈机制既是我们减肥的阻力也是助力。李先生原本的饮食结构导致其摄入的热量远远超于其消耗的能量,因此只需要适当控制饮食,能量平衡可迅速被打破,体重下降明显。而到后期,人体逐渐适应了新的能量摄入,从而减少了基础能量需求,能量供需重新达到平衡,体重下降开始减慢。为了重新打破平衡,李先生被要求增加了体育活动,从而增加能量消耗,于是体重再次下降。所以减重过程就是打破平衡、建立平衡之间的循环。打破平衡,体重增加或减轻加快;建立平衡,体重改变速度变慢或停止。

(四) 肥胖的预后与处理

·肥胖患者该如何管理体重,避免反弹?·

李先生经历了多次减肥和多次反弹。在这次治疗过程中,在他充分了解"什么是肥胖""肥胖有哪些风险"之后,为了恢复健康的身体,他主观上产生了"我要减肥"的想法。然后医生提供了合适的治疗方案,并且给予一定程度的督促来帮助他减肥。整个治疗过程可以简单地分为几个步骤。

（1）决定一种治疗方法：如果已经经过医生的专业诊断为肥胖的，根据肥胖的程度、患者的病史以及可能遇到的健康风险，医生会给出适合的治疗方案。一般来说，药物治疗、手术治疗和综合性干预治疗，其中药物和手术治疗通常都会得到患者的充分配合，并在医生的监督和指导下完成。往往综合性治疗是需要患者自我监控自我完成的。而不论是药物治疗还是手术治疗的前后，都需要继续进行综合性治疗以保持药物或手术治疗的效果，这是一个无法绕过去和逃避的治疗环节。对于这一点，任何想要减肥的患者都应该清楚明白地理解并接受，如此才可能有效地执行任何一种体重管理方案。

（2）设定一个目标体重：不切实际的目标制定是减肥失败的第一大原因，所以设定一个可执行、可实现的目标体重是非常重要的一步。人们常常认为减肥的目的是为了减轻体重，但任何减肥治疗的第一目标应该是：保持目前的体重，并且不要使体重继续增加。太多人设定了一个不太可能达到的"梦想体重"，使得整个减肥过程中挫折感不断，影响了减肥的心态和积极性。

通常肥胖患者在3个月内减掉本身体重的5%～15%是比较可行。以李先生为例，当时就诊的体重为96 kg，医生制定的减肥目标是在3个月内减轻4.8 kg（不到10斤）。这个体重数字并不是医生随口说出来的，而是根据大量研究所得到的数据计算得出的。当减重少于15%的自身体重，并且保持在这个体重，那么即使没有达到梦想或理想体重，那也是非常好的结果。假如李先生能在未来的1年内将体重减轻至81 kg，也就是减轻15 kg（>15%自身体重），那么他的BMI是25.6 kg/m²，虽然仍旧属于超重范围，但大大降低了患糖尿病、高血压病、心脏病的风险。

（3）改变生活习惯：人们倾向于选择让自己更加舒适的生活方式，所以科技发达的现代，让我们比前人花更少的努力就能获得更好的东西。然而舒适的生活方式未必是健康的生活方式，改变生活习惯是综合性干预的治疗方法和手段，也是肥胖者自己参与最多的部分，也是避无可避必须执行的部分。药物治疗、手术治疗后出现体重反弹的一大原因也是因为综合性干预执行不理想所致。综合性干预包括运动治疗、饮食治疗和行为治疗等。不健康的生活习惯会导致肥胖。天天吃油炸食物、外卖食物，而不是家里自己做；更喜欢吃牛肉、猪肉，而不吃或很少吃蔬菜；喜欢甜食、巧克力、可乐等高糖食物，而很少吃苹果、生梨、猕猴桃等水果；能躺着就不坐着，能打车就不坐公交；这些看似不经意的选择，增加了能量的摄入，而减少了能量的消耗，从而引起了肥胖。因此改变生活习惯才能改变"再次肥胖"，这些改变生活习惯的目标是改变饮食习惯、参加更多的运动，以及了解自己吃了多少、运动了多少，从而帮助肥胖者在生活的方方面面做出更健康的选择。

这类治疗可以通过以下三步来打破原本的生活习惯：① 激发食欲的事件；② 进食；③ 进食后所发生的事情。

让人想进食的事件，成为激发食欲的事件。为了更好地改变饮食习惯，我们需要找到食欲的激发事件。换而言之，我们需要知道自己吃什么食物，以及进食的地点和时间。为了找到激发食欲的事件，要记录一周里自己所吃的每一样食物，以及进食的地点和事件，还有进食时的感受。

对有些人，食欲的激发和特定的时间有关；对另外一些人，特定的地点，比如坐在办公桌前，或开车路过喜欢的快餐店时，就会想吃东西。

当找到激发食欲的事件后，改变饮食习惯可以通过打破进食和激发事件的联系来实现。如：① 限制自己只能在少数的几个地点进食（比如餐厅、食堂，而非卧室、书房）；② 吃一口饭，喝一口汤，如此交替；③ 设定一个每口食物咀嚼的次数（比如每口饭都要咀嚼30次);④每隔几分钟,停止进食,站起来走走。以上这些行为的目的是为了减少进食次数,增加饱腹感,减少进食数量。而日常进食食物的种类与体重息息相关,日常饮食决定了体重是增加还是减轻。

体重较轻的人群通常与谷物、水果、蔬菜、坚果和酸奶等这类食物长期打交道。而超重或肥胖的人则常常与薯条、薯片、高糖分饮料、红肉(猪肉、羊肉、牛肉等)、肉类半成品为伍。如何改变这些情况,可以试试以下的方法:

1)喜欢吃甜食者,把蛋糕、冷饮、糖果换成各类当季的新鲜水果。

2)喜欢吃肉食者,把猪肉、羊肉改成鸡肉、鱼、虾等白肉。

3)将牛奶换成低脂牛奶或脱脂牛奶。

4)多吃红薯、土豆、燕麦等未经太多精细加工的食物和大量蔬菜。

5)做菜少用油或用橄榄油。

同时,在做出好的选择的时候记得奖励自己。奖励机制可有效地帮助自己形成好习惯。不过,这不是在体重减轻的奖励,而是奖励自己以健康的习惯替换了不健康的旧习惯。切记千万不要以食物作为奖品。在做出好的选择之后立刻奖赏自己,以此来强化这种好的习惯。

减肥要有清晰的目标,并且规定好完成任务的事件。每当小改变时就要鼓励自己,直到完成最终目标。

许多人发现,即使他们一开始通过膳食治疗减轻了体重,但在膳食治疗结束后,很快地重新重了回来。随着时间的推移,持续减轻体重是有难度,所以在开始膳食治疗之前,充分了解减重的知识和获得周围人的支持是十分重要的。只有当自己信心十足地相信自己的体重是可控制的情况下,才最有可能成功地减去多余的体重,并且保持正常体重。

·在控制饮食的过程中有哪些误区？·

李先生曾经节食减肥，不吃早餐、只吃蔬菜水果，虽然节食很快能使体重明显下降，但也让他出现头晕、精神不振、胃痛等诸多不适。

人们认识到饮食状况与肥胖有关。因此，有些人特别注重控制饮食，但在饮食控制中常有以下几个误区。

（1）只吃蔬菜水果，不吃主食：有人为了减肥长期单纯吃瓜果而不吃任何主食。瓜果中虽然含有丰富的维生素和碳水化合物，但由于缺少必要的脂肪酸和蛋白质、矿物质等各项营养物质，造成营养不良。

（2）不吃油脂及肉、蛋、奶：脂肪在减肥过程中，不总是充当反面角色。我们从食物中摄取的脂肪在分解的过程中能在一定程度上抑制脂肪在体内合成。

脂肪所含的碳和氢比碳水化合物多，在氧化时可释放出较多热量，可以高效供给人体热量。1 g脂肪可释放3 kcal的热量，是营养素中产热量最高的一种。

（3）少喝水：有些人认为身体中含有大量的水分，饮水会使体重增加、使身体发胖，要减肥就不能喝水。其实，只有饮水不足才会引起人体不断积储水分作为补偿，并使体内更容易积聚脂肪，导致肥胖。饮水不足还可能会引起人体新陈代谢功能的紊乱，致使能量吸收多，释放少。所以对减肥者来说，饮水不足不仅达不到减肥目的，而且还会对健康造成更为严重的损害。

（4）吃辛辣食物可以减肥：有人说吃辣容易流汗，而且吃后会增加饱腹感，可以给味觉带来满足感，吃一点点已令人有饱的感觉，所以有减肥效用。这样的认识有一定的道理，在饮食偏辣的我国四川以及东南亚一带，身材肥胖的人较少见。但是，辛辣食物会对我们的消化道造成强刺激,吃辛辣减肥若长久下去会影响胃部功能,有胃痛甚至胃出血的危险。有些人进食过多辛辣食物还引起了痔疮、便血等症状,得不偿失。吃太多刺激性食物亦会令皮肤变得粗糙,皮肤生出热疮,严重影响美容。所以,辛辣食物虽美味,但是不能多吃,有些人由于生长环境的关系,经常使用辛辣食物,可能在身体中对这种食物形成了耐受,但是对于大多数人来说,还是要量力而行。

(5)不吃早餐:有人因为贪睡晚起来不及吃早餐,还有人误以为不吃早餐能减少热量的摄入,从而达到减肥的目的,殊不知不吃早餐对人体伤害极大,无益健康,还会影响一天的工作。

不吃早餐会对大脑、消化系统造成损害,还可能导致某些慢性病。

(6)过度服用多种维生素:维生素是调节各种生理功能的必需营养成分之一,这些维生素在平时的膳食中都有,适当补充是可以的,但是不需要长期大量补充。有时,过度补充会造成身体代谢的负担,造成不好的影响。

(胡粤杭)

第六章　代谢综合征患者的饮食调养

第一节　常用药食同源食材

药物治疗可以使患者的糖代谢、脂代谢得到某些改善,但是同时也带来了身体的不良反应、经济压力。我国自古以来就有"药补不如食补"的说法,这种说法也被人们普遍认同。科学的饮食干预能更有效地预防或推迟老年代谢综合征患者病情发展。合理饮食能够减少肝肾功能受损程度、药物的不良反应以及降低心脑血管事件的发生等。

·山楂·

山楂,又名山里果、山里红,蔷薇科山楂属,落叶乔木,高可达6 m。山楂原产于中国、朝鲜和俄罗斯西伯利亚。山楂最主要的作用是消食化积、散瘀,有时善于治肉积食滞,还可以治痛经、产后恶露不尽、瘀滞痛、小儿疳积、高血压病、高脂血症。用量一般为6～12 g,煎水或者泡服。

近年来,山楂被人们当做保健食品,一般人群均可食用,适宜消化不良者、高血脂、心血管疾病患者及肠炎患者食用。但是孕妇不宜多吃,儿童、胃酸分泌过多者、病后体虚者及患牙病者不宜食用。由于山楂富含酸性物质,所以对牙齿不利,尤其是对于正处于牙齿更替时期的儿童,切记不可贪吃,食用后要注意及时漱口,以防伤害牙齿。

·荷叶·

荷叶,又称莲花茎、莲茎,是莲科莲属多年生草本水生植物。中国自古以来对于荷花有很多赞誉,古称芙蓉、菡萏、芙蕖。荷花花色艳丽丰富,清香升散;其根为藕,藕节具有清热凉血止血的功效。荷叶具有消暑利湿、健脾升阳、散瘀止血的功效,主治暑热烦渴、头痛眩晕、水肿、食少腹胀、泻痢、白带、脱肛、吐血、衄血、咯血、便血、崩漏、产后恶露不净、损伤瘀血。

荷叶可用来煎汤,泡茶,煮粥、饭。清热解暑宜生用,散瘀止血宜炒炭用。新鲜荷叶善清夏季之暑邪,临床常与鲜藿香、鲜佩兰、西瓜翠衣等配伍应用。同时既能清热解暑,又能升发脾阳,对治疗暑热泄泻有良效,常与扁豆等配伍应用。此外,对脾虚气陷,大便泄泻者,也可加入补脾胃药同用。体瘦气血虚弱者慎服。

·马齿苋·

马齿苋,又叫做"五行菜"。它的适应能力、储存水分的能力非常强,全草供药用,性味酸寒,入大肠、肝、脾经,有清热利湿、解毒消肿的作用,可以治热痢脓血,热淋,血淋,带下,痈肿恶疮,丹毒。种子具有明目的作用,可治疗白内障。

马齿苋生食、烹食均可,味道酸溜溜的,如不太喜欢黏滑的口感,可先用开水余烫后稍加晾晒,再炒或凉拌。

·蒲公英·

蒲公英是一种多年生草本植物,中药处方中往往称之为"黄花地丁"。

《本草新编》中这样描述蒲公英:"至贱而有大功。"蒲公英味甘,微苦,性寒,入肝、胃经。解毒消肿、散结止痛的功效非常好,能够治疗热毒、乳痈、目赤肿痛、尿赤涩痛、咽喉肿痛、胃炎、胆囊炎等多种炎症。民间有验方治疗乳腺炎,取新鲜蒲公英5～10 g,将其捣烂成糊状,直接敷于患处,可以消肿散结。

蒲公英可以作为蔬菜食用，做沙拉生吃口感与苦苣有些类似，受不了苦味的也可以试着用麻酱凉拌。切碎后做馅儿包饺子，炒食或者做汤都是美味。

·紫花地丁·

顾名思义，这种植物开的是紫色的花。紫花地丁属于堇菜科，与属于菊科的黄花地丁是完全不同的两种植物。但是由于两者都具有非常卓越的解毒功能，因此常常在中药处方中协同使用。其味苦、辛，性寒，入心、肺经。具有清热解毒、凉血消肿、清热利湿的作用，主治疔疮、痈肿、瘰疬、黄疸、痢疾、腹泻、目赤、喉痹、毒蛇咬伤。

·鱼腥草·

鱼腥草带着一股特殊的味道，碰触了它的叶子，就会散发出鱼腥味。

鱼腥草味辛，性寒凉，入肺经，能清热解毒、利尿消肿、清热止痢，用来治疗实热、热毒、湿邪、疾热引起的肺痈、疮疡肿毒、痔疮便血、脾胃积热等。特别是用于治疗肺炎咳嗽吐浓臭痰有特效。水煎后熏洗，对于皮肤黏膜的炎症也有很好的治疗作用。川贵滇一带的人们将鱼腥草当蔬菜吃。

·车前草·

车前草遍布大江南北。车前草味甘，性寒，具有利尿、清热、明目、祛痰的功效。车前草的全草和籽都是中药，用来治疗呼吸系统和泌尿系统的炎症及结石很有效，比如慢性支气管炎、肾盂肾炎、肾绞痛、肾结石等。

车前草的幼苗可以食用，一般在5月间采摘嫩苗，沸水烫过之后凉拌、炒食、做馅、做汤都可以。

·红薯叶·

红薯是优良的低脂肪、低热量食品，丰富的膳食纤维能够增加饱腹感、加速胆固醇的排出，近年来逐渐为重视健康的人们所喜爱。红薯叶含有多种维生素，具有降低血糖的作用，能够防治夜盲症、保护视力、提高免疫力。有"蔬菜皇后""长寿蔬菜"及"抗癌蔬菜"等美誉。

红薯叶口感嫩滑,蛋白质、维生素、矿物质含量都非常高,是优良的食材。

·箬叶和芦苇叶·

江南一带,包粽子较为常用的是箬叶和苇叶。因为都是狭长的绿色叶子,不熟悉的人区分起来有一定难度,带有一小段叶柄的是箬叶,在叶柄处有一个半圆形小缺口的是苇叶。

箬叶,即箬竹的叶,叶片宽大,叶脉齐整,味甘、性寒,具有清热止血、解毒消肿的功效,可以改善咽喉肿痛、小便不利的症状,非常适用于端午温毒将至的时节。

芦苇,《诗经》里称作蒹葭,"蒹葭苍苍,白露为霜。所谓伊人,在水一方"。芦苇浑身是宝。苇叶具有清胃火、除肺热、健胃止呕、利尿的功效。深埋于泥土中的芦根可以用来治疗热病烦渴、胃热呕吐、肺热咳嗽、肺痈吐脓、热淋涩痛等症。千金苇茎汤即采用芦苇茎入药,可以清脏腑热、清肺化痰、逐瘀排脓,主治热毒壅滞、痰瘀互结证,常用于治疗肺脓肿、肺炎、支气管炎等。

·冬瓜·

为葫芦科植物冬瓜的干燥外层果皮。味甘,性凉。归脾、小肠经,有利尿消肿、清热止渴、解毒减肥的作用,可以用于水肿胀满、小便不利、暑热口渴、小便短赤。其果皮含蜡类及树脂类物质。全国大部分地区有产,夏末秋初果实成熟时采收。食用时,洗净,削取外层的果皮,切块或宽丝,晒干,生用。

冬瓜子则具有润肺化痰、消痈利水的功效,可用于治痰热咳嗽,肺痈,肠痈,淋病,水肿,脚气,痔疮,鼻面酒皶。冬瓜中所含的丙醇二酸,能有效地抑制糖类转化为脂肪,加之冬瓜本身不含脂肪,热量极低,吃的时候又能给人饱腹感,对于防止人体发胖具有重要意义,有助于保持身形健美。

·薏苡仁·

薏苡仁又名薏米、苡仁，是常用的中药，又是普遍、常吃的药食两用食物。其味甘淡，性微寒，归脾、胃、肺经。有利水消肿、健脾祛湿、舒筋除痹、清热排脓等功效，为常用的利水渗湿药。新鲜的薏苡仁有一种谷物的清香，可用于治疗小便不利、湿痹拘挛、脾虚泄泻等症。同时，也是缓和的清热祛湿之品，关节疼痛、水肿、脚气等病症也常用它来配伍治疗。薏苡仁生用和炒熟用在药物性能上有所不同。

薏苡仁富含维生素B_1、B_2，能使皮肤光滑，同时又是一种美容食品，常食可以保持人体皮肤光泽细腻，消除粉刺、雀斑、老年斑、妊娠斑、蝴蝶斑等，对脱屑、痤疮、皲裂、皮肤粗糙等都有良好疗效。

薏苡仁能促进体内血液和水分的新陈代谢，它富含淀粉、蛋白质、多种维生素及人体所需的氨基酸。此外，薏苡仁还具有排脓的功效，因此常用于肺脓肿、阑尾炎等炎症性疾病，常用量为9～30 g。

·丝瓜络·

丝瓜络为葫芦科植物丝瓜成熟果实的维管束。李时珍说："此瓜老则筋丝罗织，故有丝络之名。""丝瓜老者，筋络贯串，房隔联属，故能通入脉络脏腑，而去见毒，消肿化痰，祛痛杀虫及治诸血病也。"丝瓜络味甘，性凉。归肺、肝、胃经。能体轻通利。具有通络，活血，祛风的功效。此外，用丝瓜络煮水代茶饮还具有利尿消肿、抗炎、降血脂、降血糖、抗氧化、降低尿酸的功效。主治胸胁胀痛、风湿痹痛、筋脉拘挛、女子经闭、乳汁不通、痰热咳嗽、热毒痈肿、痔漏、水肿、小便不利、便血、崩漏等症。

·苦瓜·

苦瓜降血糖的原因在于苦瓜种子含有和胰岛素功能相似的蛋白质。众所周知，胰岛素具有使血液中的葡萄糖转换为热量的作用，借此可以调节人体的血糖，使它保持在正常的水平下。同理，苦瓜的果实或种子的萃取物也能促进糖分分解，具有使过剩糖分转化为热量的作用，能改善体内的脂肪水平。

·玉米须·

玉米须味甘淡、性平，入肝、肾、膀胱经，有利尿消肿、平肝利胆的功效，主治急慢性肾炎、水肿、急性胆囊炎、胆管结石和高血压病等。现代药理研究表明，玉米须含大量硝酸钾、维生素K、谷固醇、豆固醇和一种挥发性生物碱。有利尿、降压、降血糖、止血、利胆等作用。

·麦麸·

全谷类食品对糖尿病有预防作用，并可使血糖水平降低，机体不需要分泌较多的胰岛素；而吃精制谷类食品则导致血糖水平升高，机体需要分泌较多的胰岛素来调控，同时全谷类食品中的维生素、纤维素和其他营养物质对降低血糖、减轻症状也很重要。因此，糖尿病患者应每餐摄入足够的全谷类食品，可用麦麸来代替部分主食。用麦麸、面粉按6：4的比例，拌和鸡蛋，做成糕饼，可作为糖尿病患者的正餐或加餐食品。

第二节　常用养生药膳

·葛根粥·

粟米100 g，水浸一夜滤干，与葛根粉60 g同煮粥食，每日服用1次。具有和中开胃、开清止泻的功效。

·淀粉粥·

鲜葛根150 g，北沙参、白芍各30 g，共经水磨后澄取淀粉，晒干备用。每次取淀粉30 g，粳米60 g，煮粥食，每日服用1次。具有养阴生津、润肺的功效。

·玉米粥·

取新鲜玉米粒煮粥，可经常食之。具有降低胆固醇、助消化、保护皮肤的功效。

·荷叶粥·

取荷叶鲜品1张，粳米50 g。制作方法有下列3种。

（1）粳米加水如常法煮稀粥，粥熟后，以鲜荷叶1张，盖锅盖上，约10分钟左右，即移去荷叶。这时粥色碧绿鲜嫩，清香扑鼻。

（2）鲜荷叶1大张，切细片，加水煎取汁水约200 ml，去荷叶渣后加入粳米、冰糖适量，再加水如常法煮粥，粥熟即可食用。

（3）荷叶阴干，研成细末备用，米加水煮粥，当煮至米开汤未稠时，调入干荷叶细末20 g，再改用文火煮沸，加入冰糖，拌匀。每日服2次，夏令时更宜。荷叶所含成分有降脂、降压的作用。

·泽泻粥·

取泽泻15 g，大米50 g。泽泻入锅，加水500 mL，煎煮约25分钟，滗出汁约250 mL，弃渣。用泽泻汁煮大米，慢火煮成粥。每日2次作为加餐食用。泽泻有轻度降低血中胆固醇、血糖和抗脂肪肝等作用。

·木耳山楂粥·

取木耳10 g，山楂30 g，粳米100 g。将木耳浸泡发透洗净，与山楂、粳米同放砂锅内，加水适量，煮粥，代早餐空腹服食。木耳有抗血小板凝聚、降血脂和阻止胆固醇沉积的作用。山楂有强心、扩张血管、增加冠状动脉血流量、改善血循环和促进胆固醇排泄而降低血脂的作用。

·鲜牛奶·

每日上午饮用1瓶，鲜牛奶中富含钙和蛋白质，具有预防高血压病的功效。《本草述》谓其能"滋阴养血，制其阳亢"。

·山楂冻·

取山楂条100 g，白糖10 g，放入清水1 kg，上小火，慢慢煮化，调匀并煮至微沸。出锅倒入盘内，冷却至成形发硬时即可。在冷却时要注意卫生，防止细菌污染。由于白糖对于高脂血症患者的不利影响，制作时白糖的加入宜少不宜多，以山楂的酸甜本味为佳。山楂冻色泽紫红，甜酸适当，软嫩爽口。可切片食用，也可以用开水冲后饮用。具有强心、开胃消食、活血化瘀的功效。

·银耳炖鸽蛋·

取银耳20 g,鸽蛋2只,冰糖或白糖少许。把银耳洗净,水发除蒂,隔水蒸透,鸽蛋煮熟,去壳。清水加糖适量烧开,入银耳及鸽蛋,炖煮片刻即可食用。银耳有良好的降血脂的作用。

·菊苗豆腐汤·

取晒干菊苗15 g,豆腐250 g,盐、味精各适量。菊苗加水500 mL,入锅煎煮约25分钟,滗出汁,弃渣。用菊苗汁煮豆腐,烧开后加入盐、味精即可。菊苗的功效同菊花,只是降脂效果更佳。

·茯苓百合汤·

取茯苓、百合各15 g。将茯苓切块,与百合一同入锅,加水适量,煮成汤,加入冰糖服食。本药膳功能温补脾肾、利尿消肿,适用于高脂血症兼肥胖者。

·淡菜荠菜汤·

取淡菜80 g,荠菜200 g,素油25 g,精盐3 g,胡椒粉1 g。淡菜用清水洗净,放入盛有沸水的碗中,浸泡发开;荠菜洗净,切段。锅内放入素油,油热后放入荠菜,煸炒至色发碧绿,加入精盐,注入清汤500 g左右,倒入淡菜,再烧10分钟,熟后倒出,洒上胡椒粉即可。

荠菜具有健脾利尿、止血明目的功效,常食可减少肠道对脂肪的吸收,还有软化血管的作用。

·芹菜大枣汤·

取鲜芹菜下段茎60 g,大枣30 g,水煎,日服2次,连服1个月,有降血压和降低胆固醇作用。

第三节　常用药茶

很多习惯喝含糖软饮料的代谢综合征患者需要逐渐改掉这个饮食习惯,下面这些药茶是作为日常保健茶饮的很好选择。

·山楂二花茶·

山楂、金银花、菊花各10 g,适量沸水泡服。功能清热健脾,适用于脾虚郁热型的高脂血症患者,症见双目干涩,腹胀痞满。

·枸杞红茶·

红茶3 g,枸杞子6 g,适量沸水泡服。功能清热明目,养肝补血,适用于肝阴不足、肝血亏损型的高脂血症患者,症见头晕眼花、视力减退、目赤升火。

·乌龙减肥茶·

乌龙茶、荷叶各5 g,人参叶、决明子各3 g。决明子炒熟,与其他三味药放入茶杯中,倒入适量沸水泡服。功能健脾利湿,清肝泻火。平素大便溏泄者慎用。

·决明麦芽山楂茶·

红茶、荷叶各6 g,山楂、麦芽、决明子各5 g。先取决明子、山楂、麦芽同置锅内,加适量水煎煮30分钟,然后加入红茶、荷叶,再煎煮5～10分钟,倒出茶水服用。功能平肝泄热,消食降脂。适用于肝郁食积型的高脂血症患者。

·茉莉玫瑰茶·

玫瑰花、茉莉花各3 g,乌龙茶3 g,适量沸水冲泡,代茶饮。功能悦脾解郁,活血调脂。适用于肝郁脾虚型的高脂血症患者,症见情绪焦虑,胃纳不佳。

·银杏叶茶·

绞股蓝9 g,银杏叶9 g,加水适量煎煮至500 mL代茶饮用,当日服完。功能益气安神,活血化瘀。本药茶还可改善动脉硬化。

·决明泽泻茶·

茶树根9 g,泽泻6 g,决明子10 g。茶树根宜用鲜品,将其洗净、切片,与另两味一同加适量水煎煮,每剂煎两次,将两次煎液混合,每日1剂,代茶饮用。

茶树根强心利尿、清热解毒，泽泻利水渗湿、泻热，决明子有清肝火、祛风湿、益肾明目的功效。适用于心气不足、气滞血瘀型的高脂血症患者。

·红花绿茶饮·

红花5g，绿茶5g，将红花、绿茶放入有盖杯中，用沸水冲泡，当茶频频饮服，一般可冲泡3次。功能活血化瘀，降低血脂。适用于痰瘀内阻型的高脂血症，症见身体肥胖、胸闷刺痛、脘痞腹胀等。

（盛昭园）

主要参考文献

郭力,王维峰.高脂血症家庭防治法.北京:中国中医药出版社,2015.

杭群.高血压病中西医治疗与调养.北京:中国人口出版社,2016.

胡维勤.食疗糖尿病真有效.哈尔滨:黑龙江科学技术出版社,2016.

贾立华.糖尿病合理用药410问.第二版.北京:中国医药科技出版社,2016.

梁晓春,吴群励,屈岭.糖尿病家庭医学全书.北京:北京出版社,2015.

林阳.高血压用药咨询标准化手册.北京:人民卫生出版社,2016.

南远顺."三高"人群饮食与中医调理指南.北京:中国纺织出版社,2016.

让蔚清.临床营养学.北京:人民卫生出版社,2013.

仝小林.糖尿病中医药临床循证实践指南.北京:科学出版社,2016.

肖万泽.内分泌代谢疾病中西医结合诊断与治疗.北京:人民军医出版社,2014.

徐峰.饮食才是特效药糖尿病患者科学食疗.广州:广东科学技术出版社,2015.

尹国有. 高脂血症用药与食疗. 北京：金盾出版社, 2014.

余振球. 医院各科高血压协同诊疗指南. 北京：科学出版社, 2016.

《中国高血压防治现状蓝皮书》编委会. 2015中国高血压防治现状蓝皮书. 北京：人民卫生出版社, 2016.

《中国高血压基层管理指南》修订委员会. 中国高血压基层管理指南. 2014年修订版. 北京：人民卫生出版社, 2015.

主 编 信 息

· **基本信息** ·

盛昭园，女，44岁，博士学位，上海中医药大学硕士生导师。现任上海中医药大学附属上海市中西医结合医院中西内科副主任医师，上海中医药学会内科分会委员，世界中医药学会联合会医案专业委员会理事。先后参加上海市名老中医专家学术思想及临床经验高级研修班，上海市优秀青年中医临床人材培养项目，上海市中医药领军共同体项目。

· **擅长领域** ·

心血管疾病、失眠症、代谢综合征等疾病的中西医结合诊治。

· **门诊时间** ·

专家门诊：周一、三上午；特需门诊：周四上午。